ECON Ratgeber

Zum Buch

In zehn Wochen um zehn Jahre jünger aussehen – das können auch Sie. Mit Self-Lifting, einer sensationell einfachen und natürlichen Gesichtsgymnastik, läßt sich auch ohne Skalpell und die gesundheitlich bedenkliche Einnahme von Wachstumshormonen ein jugendliches Aussehen erhalten oder sogar wiedergewinnen.

»Keine Angst vor Mimikfältchen. Je öfter Sie lächeln oder gar lachen, desto besser. Denn das trainiert die Wangenmuskeln und beugt Hängebäckchen vor. Grimassen erlaubt! Durch regelmäßige Gesichtsgymnastik wird das kollagene Bindegewebe in der unteren Hautschicht besser durchblutet. Dadurch können alle Hautzellen besser mit Sauerstoff und Nährstoffen versorgt werden. Auch die Muskeln bleiben straff.« *Test*

»Die spektakulärste Entwicklung konnte ich an meinem Mund beobachten. Das Ergebnis ist sofort nach der Übung und auch noch Stunden später sichtbar. Die Konturen sind wie gezeichnet und die Lippen schön voll. Im Laufe der Übungen hält die Wirkung an. Nach fünf bis sechs Tagen ist der Effekt ähnlich dem von Kollagen-Spritzen.« *Vital*

»Man weiß, daß Lächeln jünger macht. Aber hier handelt es sich um ein Lächeln, das die Backenmuskeln trainiert und die Wangen liftet. Dies ist eine der von Camille Volaire vorgeschlagenen Übungen, die eine Methode für Gesichtsmuskeltraining entwickelt hat. (...) Wir können bezeugen: Das funktioniert.« *Marie Claire*

Die Autorin

Camille Volaire, geboren 1945, ist verheiratet und hat einen Sohn. Sie hat bereits zahlreiche Arbeiten für verschiedene französische Fernsehsender, vor allem im Bereich Schönheitspflege und Kosmetik, gemacht. 1990 entwickelte sie gemeinsam mit einem bekannten Sportmediziner die Methode des Self-Lifting und schrieb darüber ein Buch, das in Frankreich sofort zum Bestseller avancierte und ein ungeahntes Medienecho auslöste. Tausende von Dankschreiben bestätigen den spektakulären Erfolg von Self-Lifting. Auch in Deutschland macht Camille Volaires einzigartige Methode der Gesichtsgymnastik Furore. Durch Auftritte in mehreren deutschen Fernsehsendungen ist die Autorin bereits einem größeren Publikum bekannt.

Camille Volaire

Self-Lifting

In 10 Wochen um 10 Jahre jünger

ECON

5. Auflage 1997

Umschlaggestaltung: Klaus Blumenberg
Titelabbildung und sämtliche Abbildungen im Innenteil:
Camille Volaire

Lektorat: Ulrike Preußiger-Meiser
Gesetzt aus der Syntax und Stone Serif
Satz: HEVO GmbH, Dortmund
Druck und Bindearbeiten: Ebner Ulm
Printed in Germany
ISBN 3-612-20557-9

Inhalt

Vorwort 9
Einführung 13
Das Self-Lifting-System 20
Die Antwort auf all Ihre Fragen 22
Vorbereitung auf die Self-Lifting-Übungen 25

Der Hals 28
Die Giraffe 28
Der Vogel 31
Das Nilpferd 34
Der Apfel 37
Der Löwe 40

Das Kinn 43
Der Fisch 43
Die Ente 46
Der Delphin 49
Das Eichhörnchen 52

Die Lippen 55
Der Kuß 55
Die Eidechse 58
Das »U« 61
Das »O« von Marilyn 64

Die Wangen 67
Das Huhn 67
Wer schön sein will, muß lächeln können 70
Der Hamster 73
Das »I« 76

Die Augen 79
Der Chinese 79
Die Schildkröte 82
Dornröschen 85
Der Uhu 88
Das Chamäleon I 91
Das Chamäleon II 94

Die Stirn 97
Der Stier I 97
Der Stier II 100

Die Schönheitsposition 103
Das Geheimnis ewiger Schönheit 106

DieSelf-Lifting-Massagen 108
Die Massage der Halspartie 110
Die Massage vom Kinn zu den Lippen 112
Die Massage der Wangen 114
Die Massage von den Lippen bis zu den Augenbrauen . 116
Die Massage von der Nase zu den Ohren 118
Die Massage zwischen den Augenbrauen 120
Die Massage von der Nase zu den Schläfen 122
Die Massage der Stirn I 124
Die Massage der Stirn II 126
Die Massage der Stirn III 128

Dreißig Jahre später 130
Self-Lifting: Es ist nie zu früh und nie zu spät 133
Die Self-Lifting-Kosmetika 136

Vorwort

Wer hat nicht wenigstens einmal in seinem Leben davon geträumt, dem Zahn der Zeit das Handwerk zu legen, dem normalen körperlichen Alterungsprozeß Einhalt zu gebieten?

Solche Gedanken kommen besonders dann auf, wenn sich die kleinen Anzeichen von Weisheit, die Falten, zum ersten Mal zeigen. Gegen das Altern gibt es bekannterweise nicht viele wirklich erfolgversprechende Mittel: Entweder man wählt den chirurgischen Eingriff, die Gesichtsoperation, auch Lifting genannt, oder man entschließt sich zur Injektion von Kollagen unter die Haut. Doch beide Methoden bergen enorme Risiken, und guten Gewissens läßt sich eigentlich nur ein wirkungsvolles System empfehlen: die Technik des »Self-Lifting«. Camille Volaire hat das hier vorgestellte Programm entwickelt – und es hat sogar einen Sportmediziner wie mich überzeugt. In der Tat scheint mir ihre Methode die beste von allen Alternativen zu sein: gefahrlos, effizient und natürlich. Etwas Mühe bedeutet Self-Lifting schon, aber sie werden so die natürliche Spannkraft ihrer Gesichtsmuskulatur bewahren können.

Ein Sportler ist gegenüber seinen inaktiven Zeitgenossen dank der regelmäßigen Wiederholung seines Trainingsprogramms nicht nur körperlich fit und jung, sondern erhält auch die Spannkraft seiner Körpermuskeln. Natürlich gilt diese Tatsache auch für die Muskeln des Gesichts. Heißt es nicht auch, daß man die Vergangenheit eines Menschen an den Falten seines Gesichts ablesen kann? Epidermis, Dermis und Gesichtsmuskeln sind direkt miteinander verbunden, und ein Bewegungsmangel der für die Straffheit des Gesichts verantwortlichen Muskeln führt zu fortschreitender Hypotrophie, einer Muskelschwäche und einem Nachlassen der Durchblutung, mit der automatisch eine allgemeine Verschlechterung der Spannkraft der Haut einhergeht. Als Zeugin des Alterns kündet sie davon: aus prallen Wangen werden Hängebacken, aus glatter Haut wird welkes, faltiges Pergament.

Warten Sie auf keinen Fall bis zum letzten Moment. Auch wenn Ihr Gesicht jetzt noch straff und makellos ist, beginnen Sie trotzdem sofort mit den Self-Lifting-Übungen. Sie werden in ein paar Jahren garantiert die Früchte ernten. Es ist nie zu spät, mit der Gesichtsgymnastik anzufangen – und auch nie zu früh.

Glauben Sie mir, und das kann ich Ihnen versprechen, Sie werden bald hocherfreut und stolz in den Spiegel blicken, wenn Sie die ersten Veränderungen feststellen. Sie haben den Schlüssel zum Erfolg selbst in der Hand. Die Zeit zu besiegen ist schon ein angenehmes Gefühl. Ein Triumph über sich selbst. Und das ist es auch, was Self-Lifting kann und will.

So wie das jeder Trainer mit seinem Sportler tut, möchte ich Sie unbedingt ermutigen, es mit dieser erfolgreichen Methode zu versuchen. Ausdauer brauchen Sie natürlich. Doch Self-Lifting wird Ihnen bald seine Wirksamkeit beweisen und Sie so in Ihrem Vorhaben bestätigen. Es ist ohne Zweifel und in jedem Fall besser, die Bemühungen um seine Schönheit selbst in die

Hand zu nehmen und die natürlichen Möglichkeiten auszuschöpfen, als sich mit Spritzen und Skalpell traktieren zu lassen - mit ungewissem Ausgang.
Es lohnt sich, hier seine Energie zu investieren. Sie werden sehen.

Dr. Henry Franck,
Sportmediziner

Einführung

Sie mögen sich nicht mehr gerne im Spiegel betrachten. Ihre Falten werden von Tag zu Tag ausgeprägter, und Ihre Tränensäcke verschwinden auch im Laufe des Tages nicht mehr. Ihre Wangen sind außerdem nicht mehr so stark, wie sie es früher einmal waren. Kurzum: Sie sind alt geworden, aber Sie möchten dieser Situation nichts ins Auge blicken. Sie wissen keinen Ausweg mehr, um etwas daran zu ändern. Und doch... Sie dürfen auf keinen Fall resignieren. Nicht, bevor Sie nicht die Self-Lifting-Methode probiert haben.

Sie werden die Lust wiederentdecken, sich wie früher eingehend im Spiegel zu betrachten. Sie werden wieder zufrieden sein mit ihrem Spiegelbild. Ihr Gesicht wird seine jugendliche Ausstrahlung wiedergewinnen. Sicherlich fällt es Ihnen schwer, all diesen Versprechungen zu glauben, doch ich war genau in der gleichen Situation wie Sie. Und bei mir kam noch etwas erschwerend dazu: Ich wurde zu allem Überfluß noch von der Vitiligo, einer Pigmentstörung der Haut, heimgesucht.

Nach einer schweren Grippe wagte ich es dann schließlich nicht mehr, mich im Spiegel zu betrachten. Die Tränensäcke unter den Augen waren stark angeschwollen, meine Wangen eingefallen, die Haut welk, und

Falten überzogen mein Gesicht. Ich war wirklich nicht mehr attraktiv. Doch diese Grippe machte mir ein für alle Male klar, daß ich gealtert war. Ich habe anschließend alles versucht – jedoch ohne Erfolg. Zugegeben: Ich hatte bereits ein Alter erreicht, in dem viele Frauen daran denken, sich einem Lifting zu unterziehen. Einige hatten es zu diesem Zeitpunkt auch schon längst machen lassen. Ich begann ebenso ernsthaft an eine solche Möglichkeit zu denken. Aber ich konnte mich letztlich doch nicht dazu durchringen. Hatte ich etwa Angst vor der Operation? War es das nicht mehr rückgängig zu machende Ergebnis eines solchen Eingriffs, das mich abschreckte? Ich war deprimiert, aber ich fing an, mich mit meinem gealterten Gesicht abzufinden. Ich hatte resigniert, sah keine Möglichkeit einer Lösung meines Problems. Allen Begegnungen mit Freunden ging ich möglichst aus dem Weg. Die mitleidsvollen Bemerkungen der Frauen über meine Vitiligo und meine geschwollenen Tränensäcke unter den Augen ertrug ich nicht mehr.

Dann erlitt meine Schwiegermutter eine Gesichtslähmung, und sie brauchte Hilfe. Ich besuchte sie, um ihr einige Tage bei der Hausarbeit zu helfen. Sie bat mich jedoch, so lange wie möglich bei ihr zu bleiben. Der Arzt hatte ihr eine besondere Therapie verordnet, in der sie von einer Heilgymnastin unterrichtet wurde. Um meiner Schwiegermutter das Erlernen dieser Übungen zu erleichtern und um sie zu ermutigen, führte ich die einzelnen Bewegungen mit ihr zusammen aus, was ihr sicherlich sehr half.

Wenn wir unsere Gesichtsverrenkungen machten, kam uns alles manchmal so komisch vor, daß wir in ein schallendes Lachen ausbrachen. Aber meine Schwiegermutter mußte die Übungen mehrmals am Tag machen,

um eine Atrophie, eine weitere Schwächung der Muskeln, zu verhindern. Vielleicht konnte sie so ihre Muskeln trainieren, um wieder wie früher auszusehen. Alle hofften das.
Zehn Tage lang haben wir jedenfalls gemeinsam trainiert. Doch dann mußte ich sie wieder verlassen, weil meine Arbeit rief.
Nach diesem Aufenthalt hatte ich den Eindruck, daß mein Gesicht lebendiger und weniger abgespannt wirkte. Und was mich ganz besonders überraschte, war mein Bedürfnis, diese Übungen für das Gesicht fortzusetzen. Irgendwie hatte ich das Gefühl, daß sie ebenso wichtig seien wie die tägliche Körperpflege. Jeden Tag fand ich eine neue Übung, die ich sofort in mein Programm aufnahm.
Weil alle die Cremes, die ich bisher benutzte, keine zufriedenstellenden Ergebnisse gebracht hatten, erinnerte ich mich an einen Rat, den man mir als junges Mädchen einmal gegeben hatte. Wie hatte ich das Märchen vergessen können, das ich so sehr mochte, und die Frau, die denselben Namen trug wie die Schöne aus Tausendundeiner Nacht? Scheherazade. Sie hatte mir ihr Schönheitsgeheimnis anvertraut, das ich das Geheimnis des Orients nennen möchte. Zu jener Zeit war ich zwar nur ein ungestümes junges Mädchen, doch ihr Geheimnis hatte ich nach diesen vielen Jahren noch immer nicht vergessen. Es ließ mir keine Ruhe mehr. Ich überlegte mir, ob ich nicht selbst meine Cremes nach dem Geheimnis des Orients herstellen sollte? Ich hatte keine Zeit mehr zu verlieren und war fest entschlossen, meine Zukunft selbst in die Hand zu nehmen. Ich wollte alles für ein besseres Aussehen tun. Also begann ich meine eigenen Kosmetika zu entwickeln – mit all den Ingredienzen dieses orientali-

schen Geheimrezepts. Unmittelbar nach der Anwendung dieser Cremes verjüngte sich meine Haut, erschien frischer und strahlender. Ich war also auf dem richtigen Weg.

Während einer Arbeit für das deutsche Fernsehen hatte ich Gelegenheit, wertvolle Informationen über die Experimente des amerikanischen Professors und zweifachen Nobelpreisträgers Dr. Linus Pauling zu bekommen. Nach meinen Recherchen wurde mir immer klarer, daß Schönheit auch von innen kommt. Die Epidermis wird schließlich über das Blut mit wichtigen Nährstoffen versorgt. Ich nahm so nun jeden Morgen zum Frühstück eine Mischung ein, die alle wesentlichen Inhaltsstoffe einer guten Versorgung der Haut garantierte.

Nach einigen Wochen intensiven Trainings mit Hilfe meiner Übungen plus der Anwendung meiner Cremes und der zusätzlichen Einnahme meines »Zaubertranks« war ich wie umgewandelt. Einige Nachbarn sahen mich ziemlich verwundert an und fragten, wie ich diese Verwandlung geschafft habe: »Sie haben sicher eine Spezialbehandlung in einem Schönheitsinstitut hinter sich?« Und hörte ich sie sagen: »Wie schön und straff Ihre Haut ist, wie machen Sie das eigentlich?«

Allein diese Fragen und die bewundernden Blicke machten mich glücklich und haben mich ermutigt weiterzumachen. Seitdem vergeht kein Tag, an dem man mir nicht ein Kompliment macht – sowohl von Frauen als auch von Männern kommt die Bewunderung.

»Was haben Sie nur gemacht, Sie werden von Tag zu Tag jünger?«

»Sie sind wie umgewandelt!«

»Sie strahlen so!«

Ich bemerkte die Ernsthaftigkeit, die hinter den Komplimenten steckte und die aus den Augen der Betrachter sprach. Man sagte solche Dinge nicht, um mir einen Gefallen zu tun. Die Menschen waren wirklich überrascht. Das merkte man. Ich dachte mir: Eines Tages wirst du ihnen das Geheimnis verraten. Im Moment freuten mich die Bemerkungen einfach nur, und ich genoß jedes Kompliment. Ich fühlte mich mehr und mehr darin bestärkt, mein Training noch intensiver fortzusetzen.

»Sie sind wie ein junges Mädchen!«

»Anstatt zu altern, werden Sie immer jünger!«

»Sie waren nie zuvor so schön!«

Das waren die Bemerkungen von Monsieur Jammot, als ich ihn zwei Jahre nach unserem letzten Zusammentreffen beim Fernsehsender France 2 besuchte. Er war es, der mich ermutigt hat, meine Methode an die Öffentlichkeit zu bringen.

»Du siehst so jung aus, was hast du gemacht? Welche Wundercreme hat deine Haut so schön und straff gemacht? Verrate mir dein Geheimnis!« So etwas sagte mir meine Mutter jetzt. Zuvor war sie nie müde geworden, den Zustand meiner Haut zu kritisieren. Ich schwebte auf einer Wolke des Glücks. Es gab keinen Zweifel mehr: Ich wirkte um Jahre jünger und fühlte mich auch so.

Meine lieben Leserinnen, ich verspreche Ihnen, daß sich alle Blicke bald bewundernd auf Sie richten werden und daß Sie die gleichen Komplimente hören werden, wie man sie mir machte. Sind Sie noch skeptisch? Sie werden sehen, wie Sie von Tag zu Tag strahlender und schöner werden. Sie werden die Verwandlung genauso wie ich, gleichsam wie in einem Märchen, selbst erleben.

Nachdem mir klar geworden war, daß ich wirklich jünger wirkte, wollte ich unbedingt meine Geheimnisse und Erfahrungen weitergeben. Ich wollte nicht nur allen Frauen, sondern auch allen Männern helfen, die mit ihrem Aussehen unzufrieden sind. Ein neues Schönheitsprogramm war geboren: Self-Lifting, das natürliche System, um jünger und schöner zu werden.

Das Wichtigste beim Self-Lifting ist, daß sie Ausdauer haben. Verlassen Sie sich darauf: Die Ergebnisse des Self-Lifting werden spektakulär sein. Sie werden bald zehn Jahre jünger wirken, nach nur zehn Wochen Training. Das kann ich Ihnen versichern, wenn Sie sich streng an die Empfehlungen des Buches halten.

In der Intensität, wie Sie das Self-Lifting-Programm anwenden werden, wird sich auch die Struktur Ihrer Haut verbessern – dank der vermehrten Elastinproduktion und der enorm verbesserten Durchblutung.

Man wird Sie bewundernd ansehen. Sie werden strahlen. Ihre Haut wird glatt und straff werden. Ihre Augen werden glänzen. Ihr Gesicht wird Energie und Jugend ausdrücken. Kurz, Sie werden aufs neue gefallen. Selbst diejenigen, die Ihnen noch nie Beachtung schenkten, werden Sie bemerken. All diese neuen positiven Erfahrungen werden die Früchte Ihrer Ausdauer sein.

Die angenehmen Komplimente, die man Ihnen machen wird, sind Balsam für Ihre Seele, und »Self-Lifting« wird bald automatisch zu Ihrem Alltag gehören. Da diese Methode vollkommen natürlich ist, birgt sie auch keinerlei schädliche Nebenwirkungen. Im Gegenteil – sie verbessert grundlegend die Voraussetzungen für Ihre Schönheit. Sie werden glücklich sein, daß Sie endlich das Geheimnis entdeckt haben, wie man auf ganz natürliche Weise jünger und schöner wird.

Welche Wirkungen hat das Self-Lifting-Programm auf die wichtigsten Gesichtspartien?

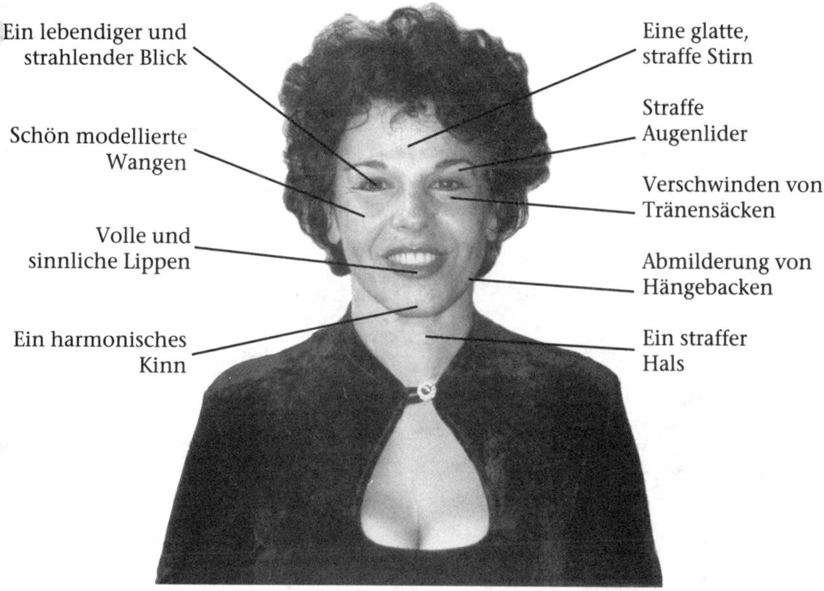

Wichtig: Es gibt eine Videokassette über die Self-Lifting-Methode, die Sie bei Ihrem Vorhaben noch besser unterstützen kann (Bezugsadresse s. S.138).

Das Self-Lifting-System

Welches sind die drei Bausteine des Self-Lifting-Systems?

1. Die Self-Lifting-Übungen für das Gesicht.
2. Die Self-Lifting-Cremes.
3. Die Self-Lifting-Schönheitskapseln.

• 1. Die Self-Lifting-Übungen für das Gesicht

Die Self-Lifting-Übungen ermöglichen Ihnen den Wiederaufbau und den Erhalt Ihres Gesichts und Ihres Halsgewebes. Das Gewebe hat im Laufe der Jahre seine Festigkeit eingebüßt. Das ist der Grund dafür, daß das Gesicht und die Haut erschlaffen.

Die folgenden Übungen, die von Ihnen sicherlich Engagement und Ausdauer verlangen, werden Ihnen nicht nur helfen, die Konturen eines jugendlichen Gesichts wiederzuerlangen, sondern sie unterstützen auch ihre Haut, die Self-Lifting-Cremes aufzunehmen.

Wie die Grafik (s. S. 21) zeigt, machen die gesichtsgymnastischen Übungen 40 Prozent der gesamten Wirkung von Self-Lifting aus.

• 2. Die Self-Lifting-Cremes

Die Self-Lifting-Cremes sind insbesondere dazu da, die Haut zu beleben und zu ernähren. Sie tragen zu 30

Prozent der Verjüngung Ihrer Haut bei, wie Sie dem folgenden Schema entnehmen können. Die Cremes verstärken außerdem bestens die Wirkungen der Übungen, und zwar dank ihrer regenerierenden und wiederbelebenden Eigenschaften.

- **3. Die Self-Lifting-Schönheitskapseln**

Diese Kapseln enthalten alle wesentlichen Nährstoffe, mit denen die Haut über das Blut versorgt werden muß. Die regelmäßig eingenommenen Kapseln bringen 30 Prozent der Gesamtwirkung bei der Verjüngung Ihrer Haut.

Das Self-Lifting-System

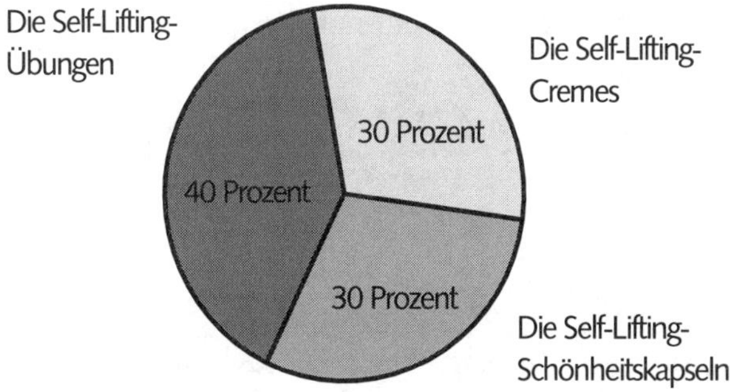

Erst der Synergieeffekt, d.h. die Verbindung der drei Bausteine, vermag eine optimale Wirkung der Self-Lifting-Methode zu erzielen und ein Maximum an Jugendlichkeit und Schönheit herbeizuführen.

Die Antwort auf all Ihre Fragen

Self-Lifting, das natürliche System, um schöner und jünger auszusehen.

- Welches sind die Bausteine des Self-Lifting-Systems?

Wie bereits erwähnt, besteht Self-Lifting aus den folgenden drei Elementen:

- den Self-Lifting-Übungen, die 40 Prozent der Wirkung ausmachen,
- den Self-Lifting-Cremes, die mit 30 Prozent zu Buche schlagen,
- den Self-Lifting-Schönheitskapseln, die die Wirkung nochmals um 30 Prozent steigern.

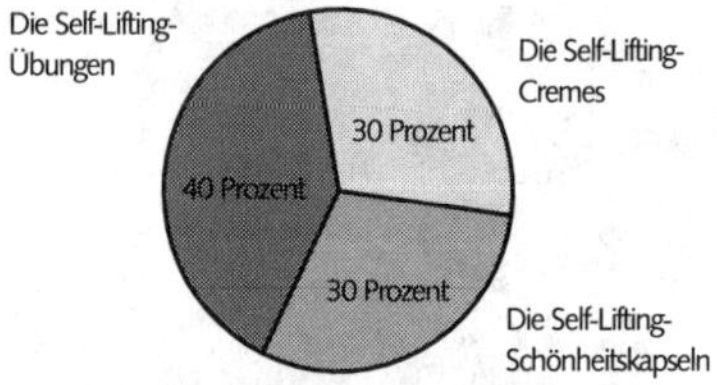

- Gibt es eine Altersgrenze in bezug auf die Wirksamkeit des Self-Lifting-Systems?

Es ist nie zu früh und nie zu spät, um damit zu beginnen. Wenn man rechtzeitig damit anfängt, kann man die Spannkraft seines Gesichts wesentlich länger beibehalten; wenn man später anfängt, dann lassen sich auf jeden Fall das Hautbild verbessern, die Falten etwas glätten und der Ausdruck des Gesichts strahlender machen. Aber beachten Sie bitte: Sie werden nur die besten Resultate erzielen, wenn sie alle drei Self-Lifting-Bausteine berücksichtigen.

- Reicht ein Self-Lifting-Baustein aus?

Ich glaube nicht, daß Sie sich mit einer Wirkung zufrieden geben wollen, die nur 40 Prozent vom Optimalzustand ausmacht; denn erst der Synergieeffekt, die Verknüpfung der drei Elemente, führt zur vollständigen Entfaltung der Self-Lifting-Wirkung.

- Wer kann diese Methode anwenden?

Jeder kann die natürliche Self-Lifting-Methode anwenden, Frauen und Männer gleichermaßen.

- Welche Self-Lifting-Übungen sollten Sie am Anfang machen?

Wählen Sie vorrangig die Übungen mit einer hohen Sternenzahl für die Partien Ihres Gesichts, die Sie besonders schnell verbessern möchten.

- Wie müssen die Self-Lifting-Übungen ausgeführt werden?

Stellen oder setzten Sie sich vor einen Spiegel, um die Übungen, die mit ganzer Kraft auszuführen sind, zu kontrollieren. Wenn Sie glauben, mit manchen Übungen Schwierigkeiten zu haben, dann verlieren Sie auf keinen Fall die Geduld, denn mit Zeit und Ausdauer werden sie Ihnen immer leichter fallen, und sie werden sich in Ihren ganz persönlichen Rhythmus einschwingen.

- Wieviel Zeit muß für die Self-Lifting-Übungen aufgewendet werden?

Während der ersten intensiven Phase ist es notwendig, den Übungen fünfzehn Minuten pro Tag über etwa zwei Monate einzuräumen. Sobald Sie die gewünschten Wirkungen erzielt haben, reichen fünf Minuten drei Mal wöchentlich aus.

- Wann sollen die Self-Lifting-Übungen eingeplant werden?

Führen Sie Ihre Massagen nach dem Auftragen Ihrer Cremes durch. Das ist der ideale Zeitpunkt.

- Wann soll die Schönheitskapsel eingenommen werden?

Nehmen Sie sie vorzugsweise morgens ein. Sie haben auf diese Weise den ganzen Tag etwas von der wohltuenden Wirkung.

- Muß man beim Self-Lifting mit unangenehmen Nebenwirkungen rechnen?

Nein. Im Gegensatz zum operativen Eingriff durch Lifting gibt es beim Self-Lifting keinerlei schädliche Nebenwirkungen zu verzeichnen.

Vorbereitung auf die Self-Lifting-Übungen

Setzen oder stellen Sie sich vor den Spiegel. Sie müssen gewillt sein, alles zu tun, um die besten Ergebnisse zu erzielen. Damit die Gesichtsmuskeln aktiviert werden, ist es empfehlenswert, sie jeweils vor einer Übungsserie aufzuwärmen.

1. Zuerst sollten Sie darauf achten, daß das Self-Lifting-Hautfunktionsöl gleichzeitig auf Gesicht und Hals aufgetragen wird. Dieses Öl ist ganz besonders gut dafür geeignet, die Haut auf die Self-Lifting-Übungen vorzubereiten.
2. Nachdem die Haut auf diese Weise vorbereitet ist, entspannen Sie Ihre Gesichts- und Halsmuskeln und wärmen Sie sie mit Hilfe Ihrer Fingerspitzen auf, und zwar mit sanftem Klopfen von unten nach oben, etwa eine Minute lang, bis Sie ein angenehmes Wärmegefühl verspüren. Beginnen Sie beim Kinn (wie Sie es auf den Fotos sehen).
3. Ich möchte Ihnen noch eine zweite Möglichkeit zeigen, Ihre Gesichtsmuskeln aufzuwärmen, um diese auf die Self-Lifting-Übungen vorzubereiten: Kreuzen Sie Ihre Hände vor Ihrem Gesicht. Die Handfläche Ihrer rechten Hand ist auf Ihrer linken Wange und die Handfläche Ihrer linken Hand auf Ihrer rechten Wange. Wie in der vorhergehenden Übung klopfen Sie Ihre Wangen ganz leicht; ebenso die Halspartie, und

zwar eine Minute lang von unten nach oben. Sie werden spüren, wie am Hals und im Gesicht ein angenehmes Wärmegefühl entsteht.

Jetzt ist Ihr Gesicht für die folgenden Übungen bereit.

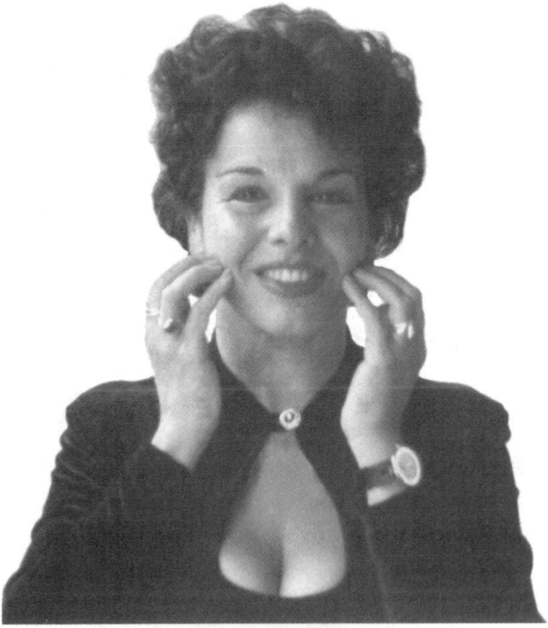

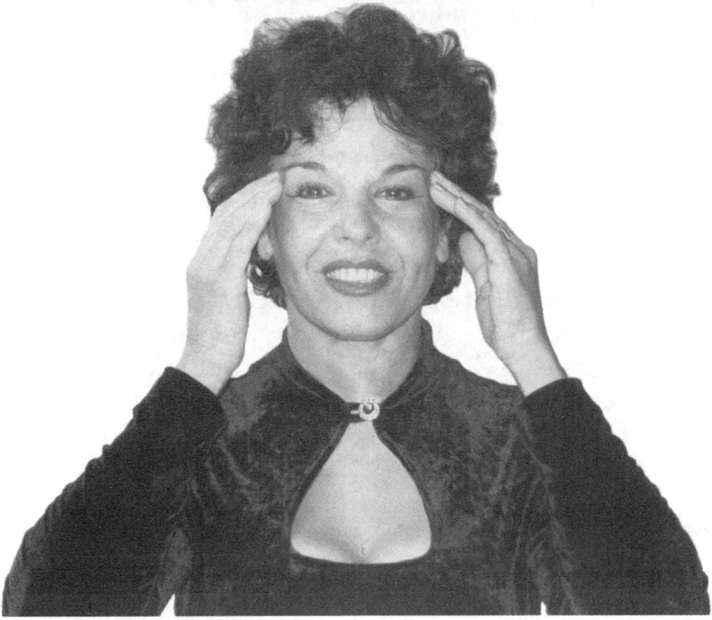

Der Hals

Die Giraffe *****

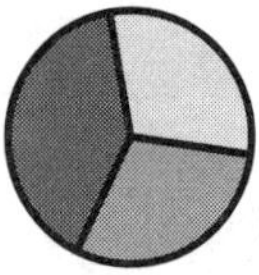

- **A. Was ist Ziel dieser Übung?**

Dank dieser sehr wichtigen Übung (fünf Sterne) werden Sie einen glatten und straffen Hals – so wie in Ihrer Jugend – wiedergewinnen, um den Sie bald von vielen beneidet werden.

- **B. Wie muß die Übung ausgeführt werden?**

Schieben Sie den Unterkiefer vor, indem Sie das Kinn anheben – so wie Sie es auf den Fotos sehen.
Steigern Sie allmählich, und zwar mit Ihrer ganzen Kraft, die Anspannung der Hals- und Unterkiefermuskeln. Zählen Sie bis fünf, und lassen Sie los. Sie spüren eine gewisse Entspannung. Genießen Sie diese Entspannung, und beginnen Sie mit der Übung von neuem. Machen Sie die Übung am Anfang fünf Mal pro Tag, und steigern Sie die Anzahl, bis Sie fünfzehn Mal die Übung ohne Schwierigkeiten hintereinander schaffen.

Die Giraffe *****

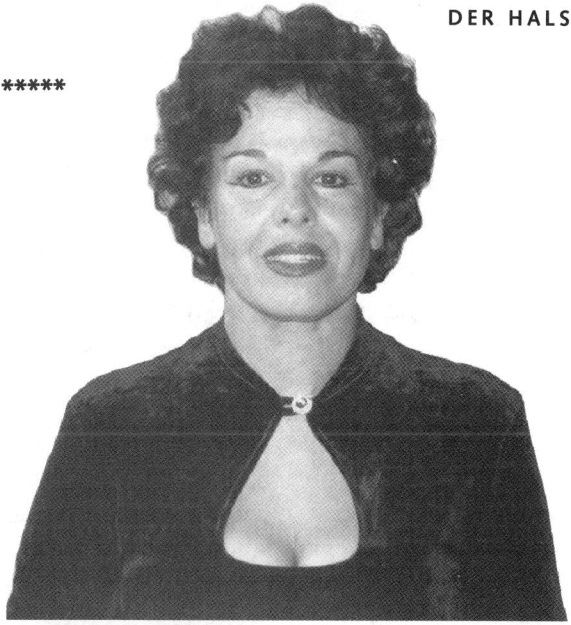

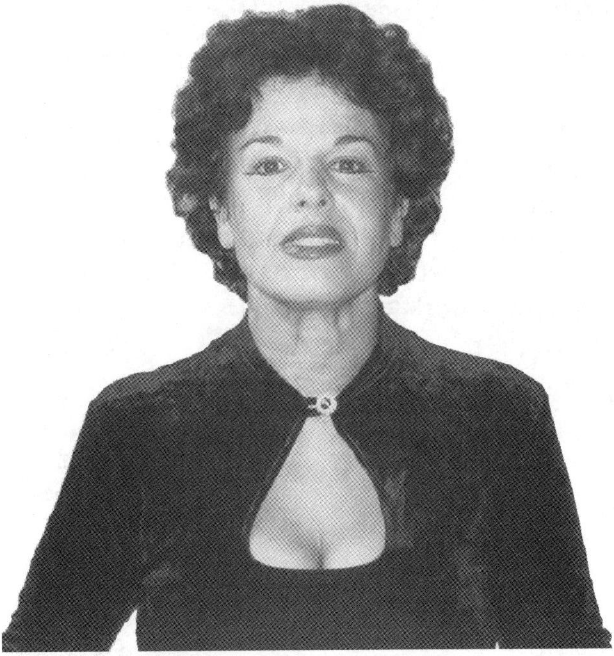

- **C. Was bringt diese Übung?**

Nach zwei bis drei Wochen täglicher Übungen werden Sie spüren, wie Ihre Halsmuskulatur an Spannkraft gewinnt. Sie wird allmählich ihre ursprüngliche Elastizität und Stärke wiedererlangen. Dank der Kombination der drei Self-Lifting-Bausteine, die ich Ihnen in dem vorhergehenden Kapitel beschrieben habe, verbessert sich auch ihr Hautbild.
Wenn Sie die oben vorgestellte Übung gut eintrainiert haben, sollten Sie das Tempo steigern; die Anspannungsphase sollte nun nur zwei Sekunden dauern, und die Entspannungszeit ist auf eine Sekunde begrenzt. Mit diesem schnellen Rhythmus können Sie die Anzahl der Bewegungsabläufe verdreifachen.

Die ersten zehn Wochen:

Intensivphase	1 Sek. Anspannung	1 Sek. Entspannung

In der Phase der kontinuierlichen Regeneration (Dauerregeneration) genügt ein Rhythmus von fünf Sekunden Anspannung und etwa drei Sekunden Entspannung fünf Mal hintereinander, und zwar drei Mal pro Woche durchgeführt. Diese Phase ist auf eine konservierende Langzeitwirkung ausgerichtet.

Nach der zehnten Woche:

Dauerregenerationsphase	5 Sek. Anspannung	3 Sek. Entspannung

Der Vogel **

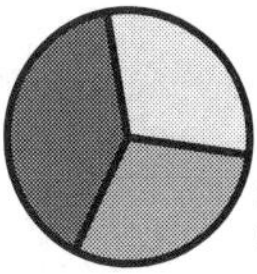

• A. Was ist Ziel dieser Übung?

Wie Sie selbst sehen, hat diese Übung nur zwei Sterne, aber sie ergänzt die vorhergehende bestens. Sie hilft Ihnen, Ihre Falten am Hals zu glätten.

• B. Wie muß die Übung ausgeführt werden?

Für diese Übung empfehle ich Ihnen, sich hinzusetzen. Drehen Sie den Kopf langsam nach links, ohne die Schultern zu bewegen – so wie Sie es auf den Abbildungen sehen.
Steigern Sie allmählich die Anspannung der Halsmuskeln. Mit Ihrer ganzen Kraft zählen sie bis fünf, dann lassen Sie los. Sie spüren Entspannung. Genießen Sie diese Entspannung, und beginnen Sie mit der Übung von neuem, drehen Sie Ihren Kopf zur Abwechslung nach rechts. Machen Sie die Übung am Anfang drei Mal pro Tag in jede Richtung. Steigern Sie die Häufigkeit Schritt für Schritt, bis Sie die Übung sechs Mal hintereinander schaffen.

• C. Was bringt diese Übung?

Da diese Übung die vorangehende ergänzt, werden Sie nach zwei bis drei Wochen täglicher Übungen fühlen, wie Ihre Halspartie zusätzlich an Spannkraft gewinnt, ihre ganze Elastizität und Festigkeit wiedererlangt. Dank der Kombination der drei Self-Lifting-Bausteine, die ich Ihnen in dem vorhergehenden Kapitel beschrieben habe, verbessert sich auch Ihr Hautbild.

Der Vogel **

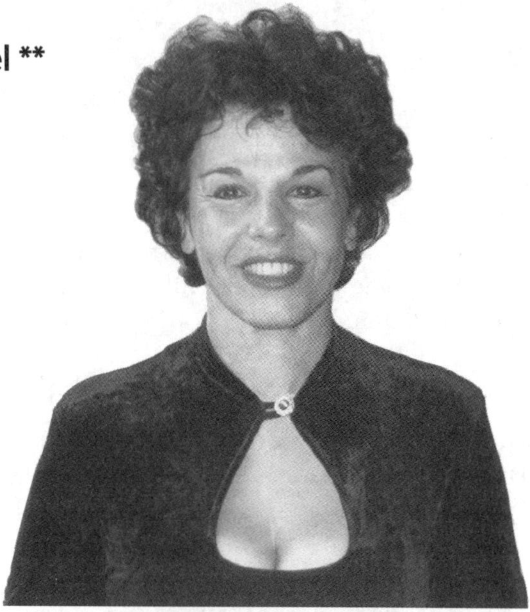

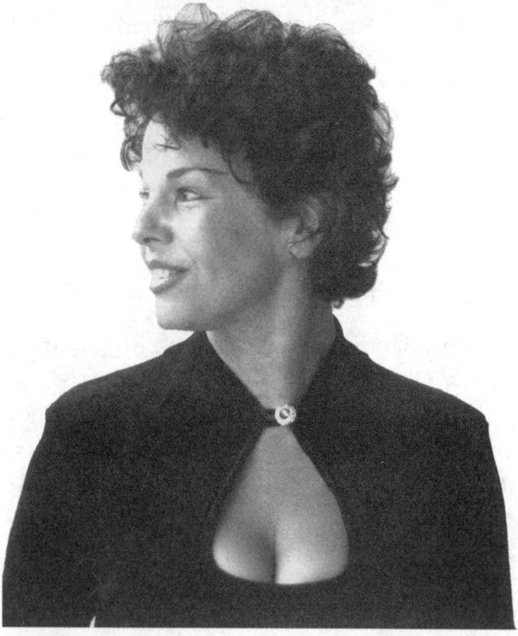

Wenn Sie den oben beschriebenen Bewegungsablauf gut beherrschen, steigern Sie Ihr Tempo. Die Anspannungsphase sollte dann zwei Sekunden dauern und die Entspannung auf eine Sekunde begrenzt sein. Bei dieser raschen Folge können Sie die Anzahl der Bewegungsabläufe verdreifachen (Intensivphase).

Die ersten zehn Wochen:

Schnelle Übungsphase	2 Sek. Anspannung	1 Sek. Entspannung

In der Phase der Regeneration genügt ein Rhythmus von fünf Sekunden Anspannung und etwa drei Sekunden Entspannung, fünf Mal hintereinander, drei Mal pro Woche.

Nach der zehnten Woche:

Dauerregenerationsphase	5 Sek. Anspannung	3 Sek. Entspannung

Das Nilpferd ***

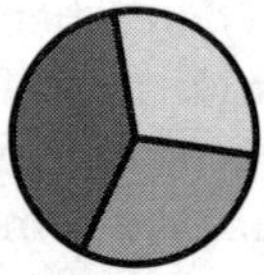

- **A. Was ist Ziel dieser Übung?**

Ich empfehle Ihnen diese Übung mit drei Sternen als Alternative zur vorstehenden, denn sie trägt entscheidend dazu bei, ihre Halspartie wirksam zu stärken.

- **B. Wie muß die Übung ausgeführt werden?**

Ziehen Sie Ihre Unterlippe nach unten, wobei Sie die Zähne zusammenbeißen, so wie es auf den Fotos zu sehen ist. Legen Sie die Finger an beiden Seiten der Mundwinkel auf, ohne an der Haut zu zerren.
Steigern Sie allmählich die Anspannung der Halsmuskeln, und zwar mit Ihrer ganzen Kraft. Zählen Sie bis fünf, und lassen Sie los. Sie spüren die Entspannung. Genießen Sie diese Entspannung, und beginnen Sie mit der Übung von neuem. Machen Sie die Übung am Anfang drei Mal pro Tag, und steigern Sie jeden Tag die Häufigkeit, bis Sie sie fünfzehn Mal hintereinander schaffen – ohne Probleme.

- **C. Was bringt diese Übung?**

Da auch diese Übung die vorangegangene ergänzt, werden Sie nach zwei bis drei Wochen täglicher Übung fühlen, wie Ihre Halspartie noch mehr an Spannkraft gewinnt. Elastizität und Festigkeit werden wiederhergestellt.
Wenn Sie die oben beschriebene Bewegungsfolge beherrschen, steigern Sie Ihr Tempo. Die Anspannung darf nun nur zwei Sekunden dauern, und die Entspan-

Das Nilpferd ***

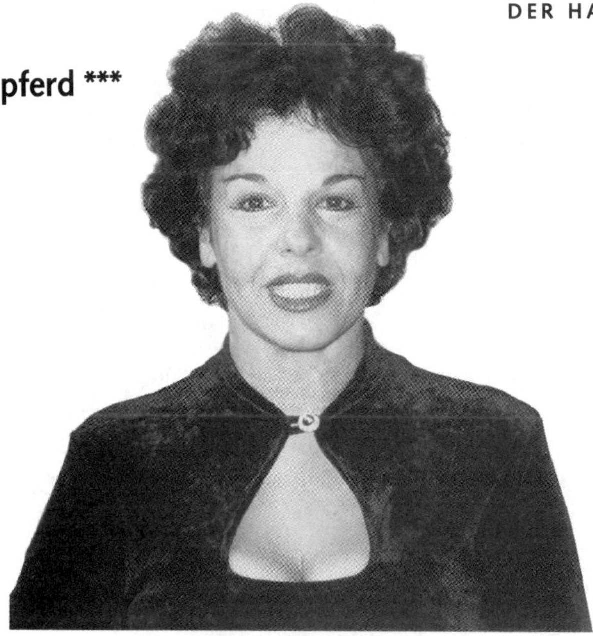

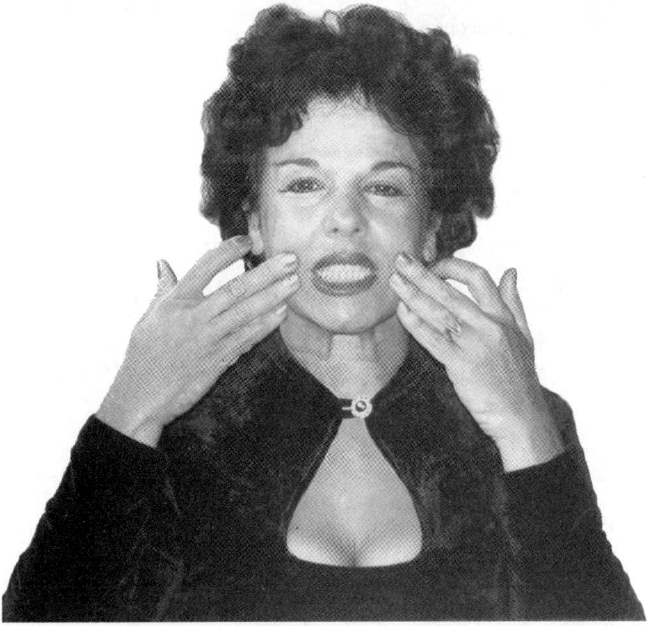

nung ist auf eine Sekunde begrenzt. Mit diesem Schnelldurchgang können Sie die Bewegungsanzahl verdreifachen.

Die ersten zehn Wochen:

Intensivphase	2 Sek. Anspannung	1 Sek. Entspannung

In der auf Dauer ausgerichteten Regenerationsphase genügt eine Abfolge von fünf Sekunden Anspannung und etwa drei Sekunden Entspannung, fünf Mal hintereinander, drei Mal pro Woche (Dauerregenerationsphase).

Nach der zehnten Woche:

Dauerregenerationsphase	5 Sek. Anspannung	3 Sek. Entspannung

Der Apfel****

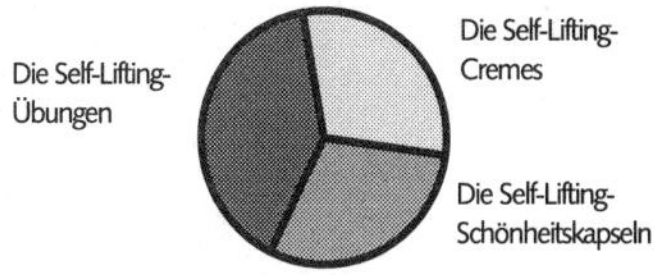

- **A. Was ist Ziel dieser Übung?**

Diese Übung mit vier Sternen wird Ihre Halspartie modellieren.

- **B. Wie muß die Übung ausgeführt werden?**

Heben Sie den Kopf, und öffnen Sie in dieser Position den Mund, als ob Sie in einen Apfel beißen wollten, der noch an einem Baum hängt. Diese Übung trainiert vor allem die Unterkiefermuskulatur, so wie Sie es auf den Fotos sehen.
Steigern Sie nun allmählich, und zwar mit Ihrer ganzen Kraft, die Anspannung der Halsmuskeln. Zählen Sie bis fünf, und lassen Sie los. Sie spüren Entspannung. Genießen Sie diese Entspannung, und beginnen Sie mit der Übung von neuem. Machen Sie die Übung am Anfang fünf Mal pro Tag, und steigern Sie sich jeden Tag, bis Sie sie fünfzehn Mal hintereinander problemlos schaffen.

- **C. Was bringt diese Übung?**

Es bleibt kein Traum, sondern es wird Wirklichkeit: Ihre Halspartie gewinnt die schönen, gleichmäßigen Konturen wieder, so wie Sie sie als junges Mädchen hatten.
Wenn Sie den oben beschriebenen Bewegungsablauf beherrschen, steigern Sie das Tempo der Übungen. Die Phase der Anspannung darf nun nur zwei Sekunden dauern, und die Entspannung ist auf eine Sekunde be-

Der Apfel ****

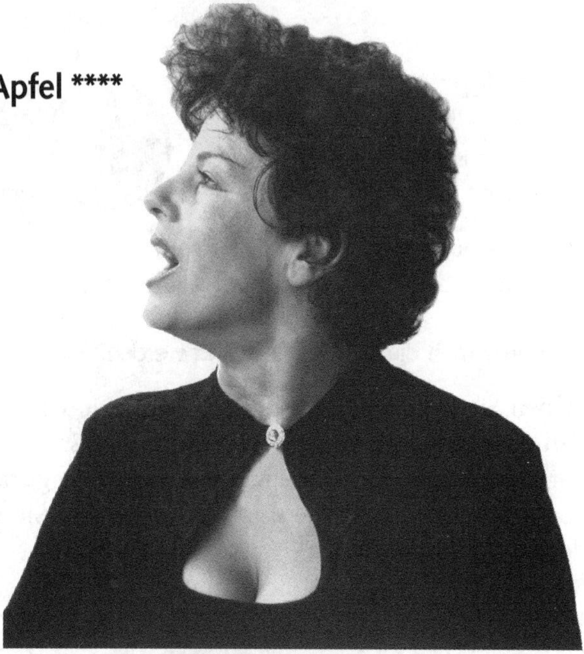

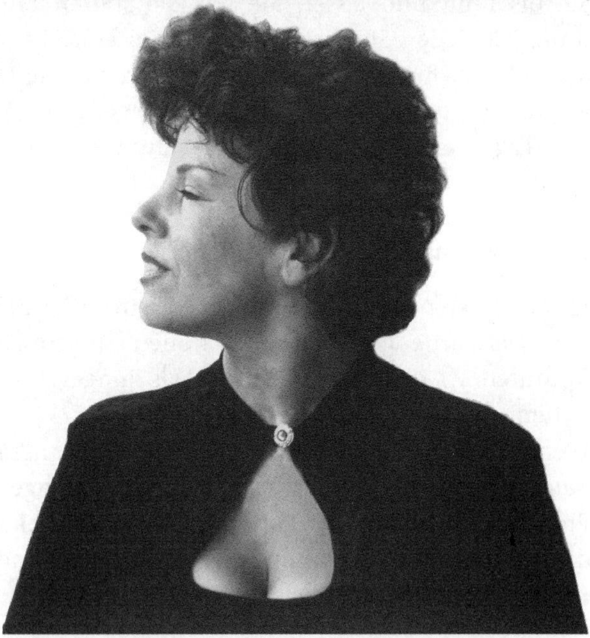

grenzt. Bei diesem Schnelldurchgang können Sie die Anzahl der Bewegungsabläufe verdreifachen (Intensivphase).

Die ersten zehn Wochen:

Intensivphase	2 Sek. Anspannung	1 Sek. Entspannung

In der Phase der permanenten Regeneration genügt ein Rhythmus von fünf Sekunden Anspannung und etwa drei Sekunden Entspannung, fünf Mal hintereinander, drei Mal pro Woche.

Nach der zehnten Woche:

Dauerregenerationsphase	5 Sek. Anspannung	3 Sek. Entspannung

Der Löwe***

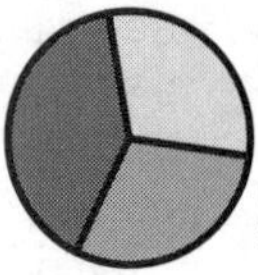

- **A. Was ist Ziel dieser Übung?**

Diese Übung mit drei Sternen trägt ebenso dazu bei, Ihre Halspartie zu verschönern.

- **B. Wie muß die Übung ausgeführt werden?**

Strecken Sie richtig die Zunge heraus, wobei Sie zunächst Ihre Finger an die Mundwinkel anlegen sollten – so wie Sie es auf den Fotos sehen. Steigern Sie allmählich, und zwar mit Ihrer ganzen Kraft, die Anspannung der Halsmuskeln.
Zählen Sie bis fünf, und lassen Sie los. Sie spüren eine gewisse Entspannung. Machen Sie die Übung am Anfang drei Mal pro Tag, und steigern Sie jeden Tag die Häufigkeit, bis Sie sie zehn Mal hintereinander schaffen – ohne große Anstrengung.

- **C. Was bringt diese Übung?**

Diese Übung wird nicht nur Ihre Halspartie verschönern, sondern auch dazu beitragen, die untere Partie Ihrer Wangen zu straffen.
Nachdem Sie die oben beschriebene Bewegungsfolge beherrschen, steigern Sie Ihr Tempo. Die Anspannungsphase darf nun nur zwei Sekunden dauern, und die Entspannungszeit ist auf eine Sekunde begrenzt. Mit diesem Schnelldurchgang können Sie die Anzahl der Bewegungen verdreifachen (Intensivphase).

Der Löwe***

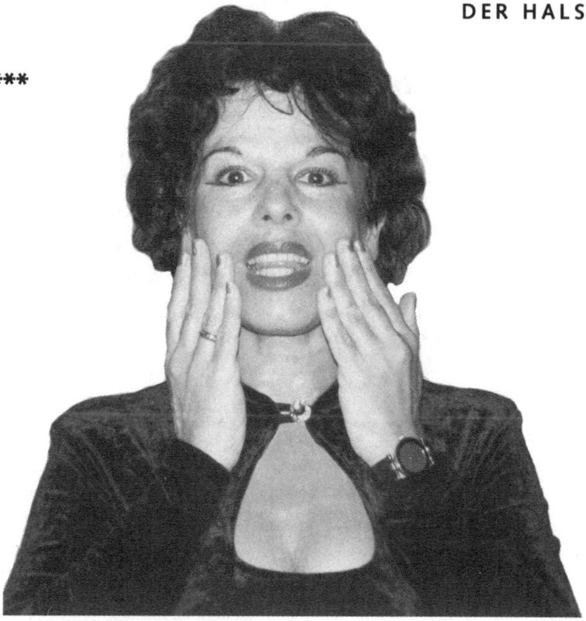

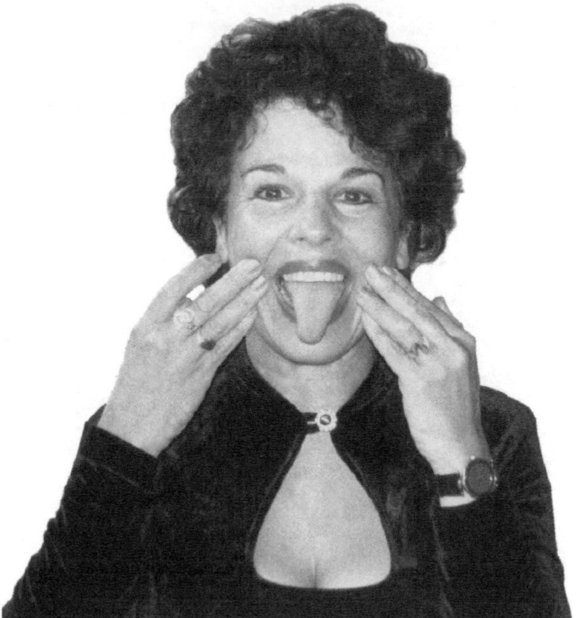

Die ersten zehn Wochen:

Intensivphase	2 Sek. Anspannung	1 Sek. Entspannung

In der Phase der Dauerregeneration genügt ein Rhythmus von fünf Sekunden Anspannung und etwa drei Sekunden Entspannung, fünf Mal hintereinander, drei Mal pro Woche.

Nach der zehnten Woche:

Dauerregenerationsphase	5 Sek. Anspannung	3 Sek. Entspannung

Das Kinn

Der Fisch *****

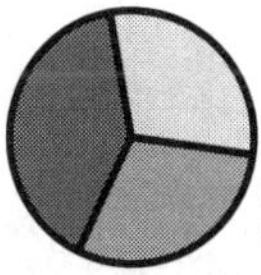

- **A. Was ist Ziel dieser Übung?**

Sie verhindert nicht nur die Entwicklung eines Doppelkinns, sondern läßt selbst ein bereits vorhandenes Doppelkinn verschwinden, ohne Skalpell und ohne Narben.

- **B. Wie muß die Übung ausgeführt werden?**

Drücken Sie ganz einfach Ihre Zunge gegen die Gaumenmitte, so wie Sie es auf den Fotos sehen. Steigern Sie allmählich, und zwar mit Ihrer ganzen Kraft, die Anspannung der Kinnmuskeln, zählen Sie bis fünf, und lassen Sie los. Sie spüren eine gewisse Entspannung. Genießen Sie diese Entspannung, und beginnen Sie mit der Übung von neuem. Machen Sie die Übung am Anfang fünf Mal pro Tag und steigern Sie jeden Tag die Häufigkeit, bis Sie sie fünfzehn Mal hintereinander problemlos schaffen.

Der Fisch*****

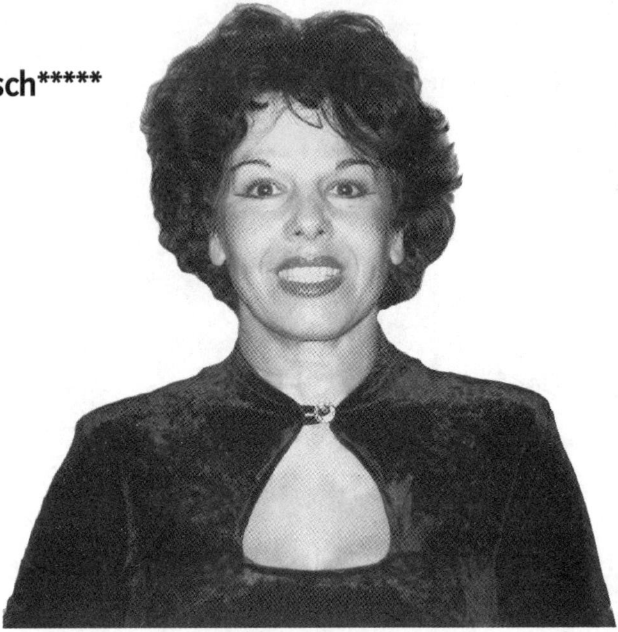

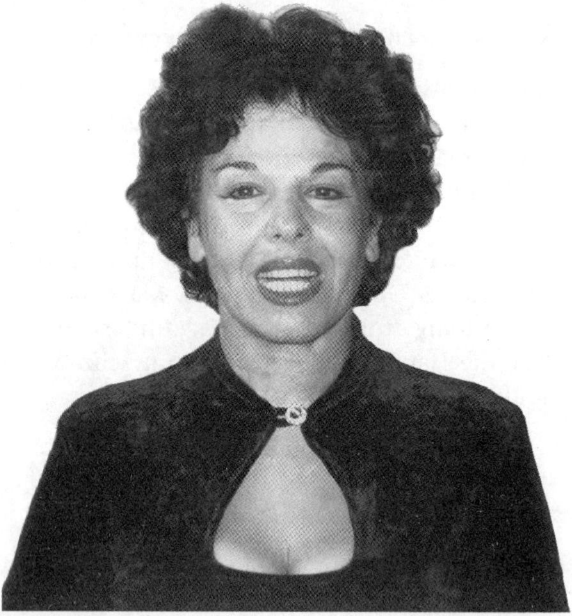

- **C. Was bringt diese Übung?**

Nie wieder ein Doppelkinn! Tag für Tag werden Sie von dieser einfachen, aber sehr wirksamen Übung profitieren. Dank Self-Lifting schauen Sie wieder gern in den Spiegel.
Wenn Sie den oben beschriebenen Bewegungsablauf gut beherrschen, steigern Sie Ihr Tempo. Die Anspannungsphase sollte nun nur zwei Sekunden dauern, und die Entspannungszeit ist auf eine Sekunde begrenzt. Während des Schnelldurchgangs können Sie die Anzahl der Bewegungen verdreifachen (Intensivphase).

Die ersten zehn Wochen:

Intensivphase	2 Sek. Anspannung	1 Sek. Entspannung

In der Phase der Dauerregeneration genügt ein Rhythmus von fünf Sekunden Anspannung und etwa drei Sekunden Entspannung, fünf Mal hintereinander, drei Mal pro Woche.

Nach der zehnten Woche:

Dauerregenerationsphase	5 Sek. Anspannung	3 Sek. Entspannung

Die Ente*****

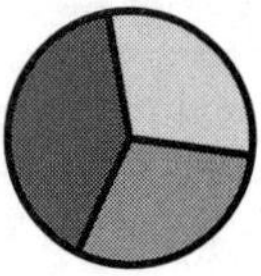

- **A. Was ist Ziel dieser Übung?**

Diese Übung mit fünf Sternen verbessert die Strukturkontur Ihres Kinns.

- **B. Wie muß die Übung ausgeführt werden?**

Ziehen Sie die Unterlippe nach unten, und zwar ohne die Mundwinkel zu senken. Legen Sie zur Unterstützung Ihre Finger an die Mundwinkel, so wie Sie es auf den Fotos sehen. Steigern Sie allmählich, und zwar mit Ihrer ganzen Kraft, die Anspannung der Kinnmuskeln. Zählen Sie bis fünf, und lassen Sie los. Sie spüren eine gewisse Entspannung. Genießen Sie diese Entspannung, und beginnen Sie mit der Übung von neuem. Machen Sie die Übung am Anfang fünf Mal pro Tag, und steigern Sie jeden Tag die Häufigkeit, bis Sie sie zwölf Mal hintereinander ausführen können.

- **C. Was bringt diese Übung?**

Diese ausgezeichnete Übung ermöglicht Ihnen, deutlich die Konturen Ihres Kinns zu verbessern.
Wenn Sie den oben beschriebenen Bewegungsablauf beherrschen, steigern Sie Ihr Tempo. Die Anspannungsphase sollte nun nur zwei Sekunden dauern, und die Entspannungszeit ist auf eine Sekunde begrenzt. Während dieser schnellen Phase können Sie die Anzahl der Bewegungsabläufe verdreifachen.

Die Ente******

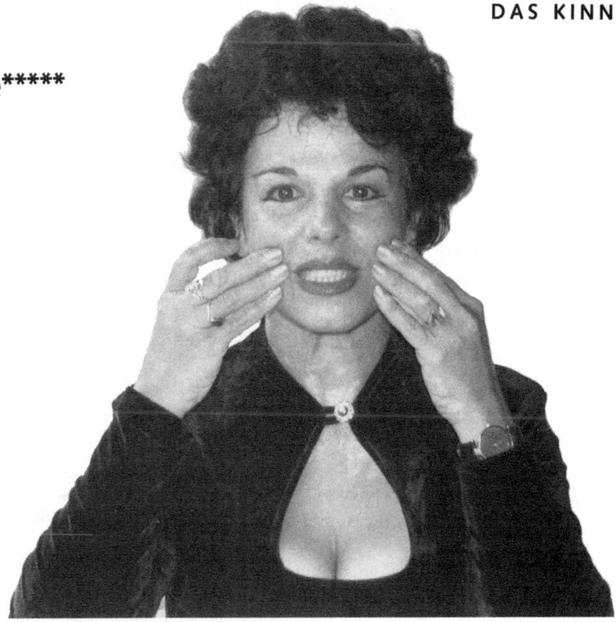

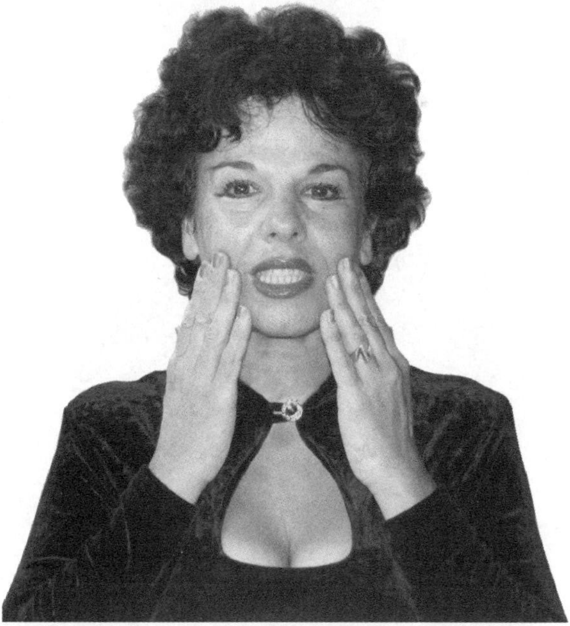

Die ersten zehn Wochen:

Intensivphase	2 Sek. Anspannung	1 Sek. Entspannung

In der Phase der Dauerregeneration genügt ein Rhythmus von fünf Sekunden Anspannung und etwa drei Sekunden Entspannung, fünf Mal hintereinander, drei Mal pro Woche.

Nach der zehnten Woche:

Dauerregenerationsphase	5 Sek. Anspannung	3 Sek. Entspannung

Der Delphin***

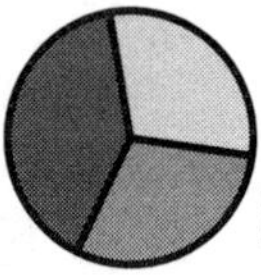

- **A. Was ist Ziel dieser Übung?**

Wie die vorausgegangenen Übungen, trägt sie dazu bei, die Bildung eines Doppelkinns zu vermeiden.

- **B. Wie muß die Übung ausgeführt werden?**

Drücken Sie die gestreckten Finger Ihrer rechten Hand mit der Oberseite an Ihren Unterkiefer, versuchen sie den Mund zu öffnen – gegen den Widerstand Ihrer Hand –, so wie Sie es auf den Fotos sehen. Steigern Sie allmählich, und zwar mit Ihrer ganzen Kraft, die Muskelanspannung Ihres Unterkiefers. Zählen Sie bis fünf, und lassen Sie dann los. Sie spüren eine gewisse Entspannung. Genießen Sie diese Entspannung, und beginnen Sie mit der Übung von vorne. Machen Sie die Übung am Anfang fünf Mal pro Tag, und steigern Sie jeden Tag die Häufigkeit, bis Sie sie zehn Mal hintereinander problemlos schaffen.

- **C. Was bringt diese Übung?**

Diese Übung ergänzt auf perfekte Weise die vorangegangene und sorgt für ein schönes, harmonisches Profil.
Wenn Sie den oben beschriebenen Bewegungsablauf beherrschen, steigern Sie Ihr Tempo. Die Anspannungsphase sollte nun nur zwei Sekunden dauern, und die Entspannungszeit ist auf eine Sekunde begrenzt. Bei diesem Schnelldurchgang können Sie die Anzahl der Bewegungsabläufe verdreifachen.

Der Delphin***

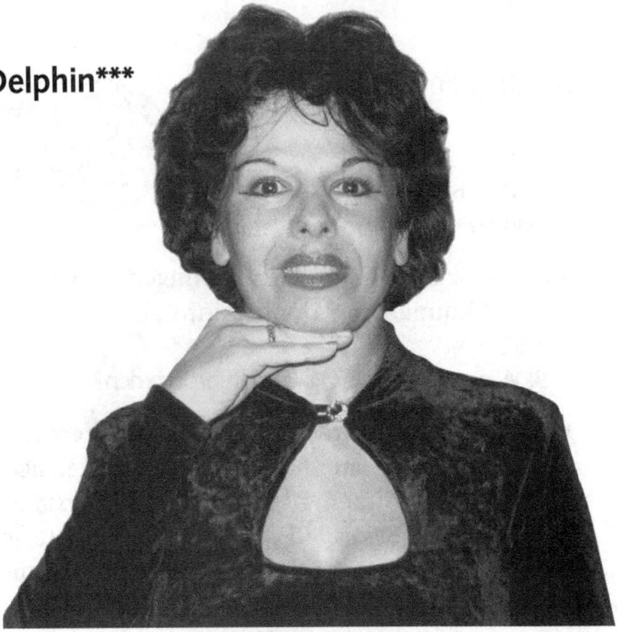

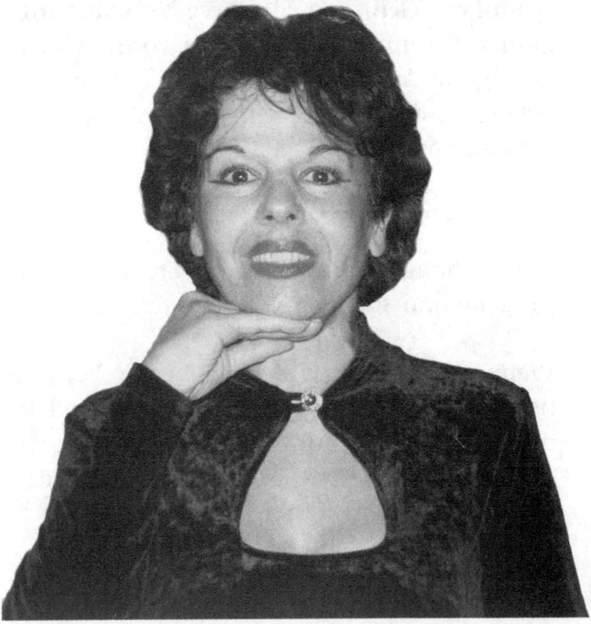

Die ersten zehn Wochen:

Intensivphase	2 Sek. Anspannung	1 Sek. Entspannung

In der Phase der Dauerregeneration genügt ein Rhythmus von fünf Sekunden Anspannung und etwa drei Sekunden Entspannung, fünf Mal hintereinander, drei Mal pro Woche.

Nach der zehnten Woche:

Dauerregenerationsphase	5 Sek. Anspannung	3 Sek. Entspannung

Das Eichhörnchen****

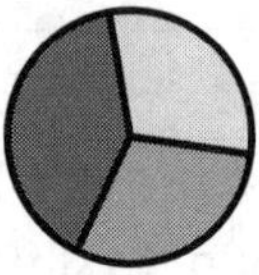

- **A. Was ist Ziel dieser Übung?**

Wie die Übungen zuvor, hilft auch diese Übung, ein Doppelkinn abzumildern oder gar wegzutrainieren.

- **B. Wie muß die Übung ausgeführt werden?**

Ziehen Sie die Unterlippe über den Unterkiefer, indem Sie Ihre Finger an die Mundwinkel legen, so wie Sie es auf den Fotos sehen. Steigern sie allmählich mit Ihrer ganzen Kraft die Muskelanspannung des Unterkiefers, zählen Sie bis fünf, und lassen Sie los. Sie spüren eine gewisse Entspannung. Genießen Sie diese Entspannung, und beginnen Sie mit der Übung von vorne. Machen Sie die Übung am Anfang fünf Mal pro Tag, und steigern Sie jeden Tag die Häufigkeit, bis Sie sie zehn Mal hintereinander problemlos schaffen.

- **C. Was bringt diese Übung?**

Diese Übung ergänzt ebenfalls optimal die vorangegangenen und modelliert Ihr Profil.
Wenn Sie den oben beschriebenen Bewegungsablauf beherrschen, steigern Sie Ihr Tempo. Die Anspannungsphase sollte nun nur zwei Sekunden dauern, und die Entspannungszeit ist auf eine Sekunde begrenzt. Beim Schnelldurchgang können Sie die Anzahl der Bewegungsabläufe verdreifachen.

Das Eichhörnchen****

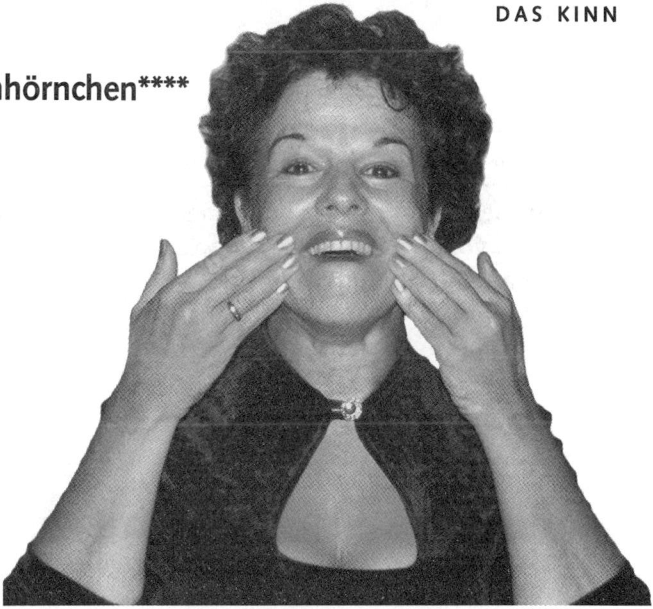

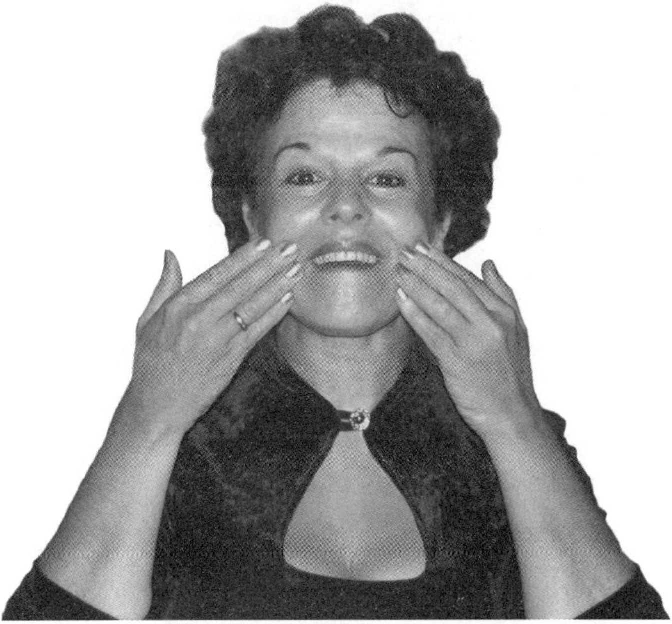

Die ersten zehn Wochen

Intensivphase	2 Sek. Anspannung	1 Sek. Entspannung

In der Phase der Dauerregeneration genügt ein Rhythmus von fünf Sekunden Anspannung und etwa drei Sekunden Entspannung, fünf Mal hintereinander, drei Mal pro Woche.

Nach der zehnten Woche:

Dauerregenerationsphase	5 Sek. Anspannung	2 Sek. Entspannung

Die Lippen

Der Kuß***

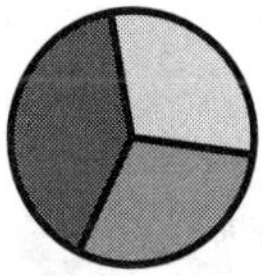

- **A. Was ist Ziel dieser Übung?**

So werden Ihre Lippen schön geformt. Wie Sie vielleicht wissen, werden bei jedem Kuß 44 Muskeln aktiviert.

- **B. Wie muß die Übung ausgeführt werden?**

Formen Sie Ihre Lippen zu einem Kuß – so wie Sie es auf den Fotos sehen. Steigern Sie allmählich, und zwar mit Ihrer ganzen Kraft, die Anspannung der Muskeln der Lippen. Zählen Sie bis fünf, und lassen Sie los. Sie spüren eine gewisse Entspannung. Genießen Sie diese Entspannung, und beginnen Sie mit der Übung von neuem. Machen Sie die Übung am Anfang fünf Mal pro Tag, und steigern Sie jeden Tag die Häufigkeit, bis Sie sie acht Mal hintereinander problemlos schaffen.

- **C. Was bringt diese Übung?**

Sie werden die vollen und anziehenden Lippen einer jungen Frau bekommen. Dank der Self-Lifting-Methode verbessert sich das Gewebe sichtlich.

Der Kuß***

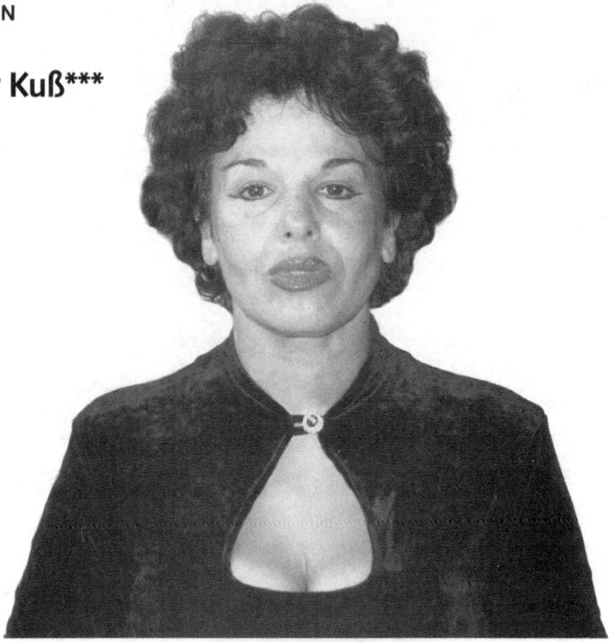

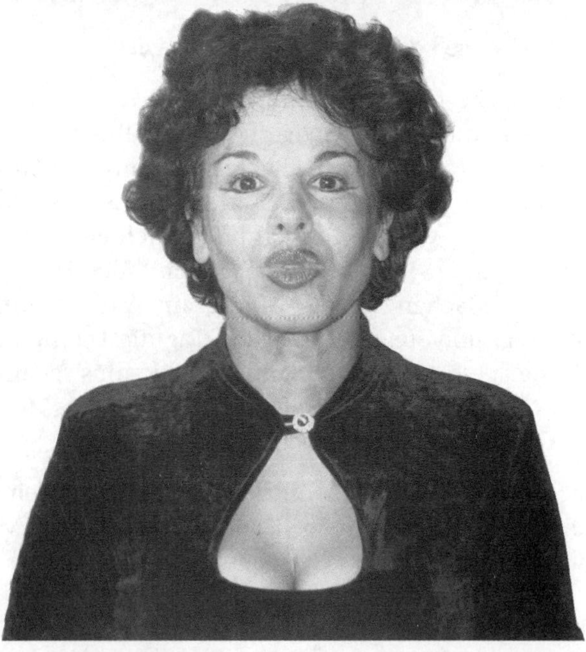

Wenn Sie den oben beschriebenen Bewegungsablauf beherrschen, steigern Sie Ihr Tempo. Die Anspannungsphase sollte nun nur zwei Sekunden dauern, und die Entspannungszeit ist auf eine Sekunde begrenzt. Bei diesem Schnelldurchgang können Sie die Anzahl der Bewegungsabläufe verdreifachen (Intensivphase).

Die ersten zehn Wochen:

Intensivphase	2 Sek. Anspannung	1 Sek. Entspannung

In der Phase der Dauerregeneration genügt ein Rhythmus von fünf Sekunden Anspannung und etwa drei Sekunden Entspannung, fünf Mal hintereinander, drei Mal pro Woche.

Nach der zehnten Woche:

Dauerregenerationsphase	5 Sek. Anspannung	3 Sek. Entspannung

Die Eidechse****

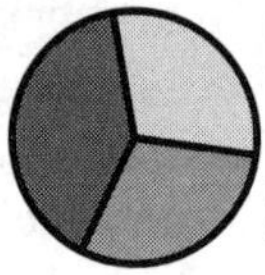

- **A. Was ist Ziel dieser Übung?**

Sie verhindert, daß sich Falten um die Lippen herum bilden. Diese Partie des Gesichts besitzt mehr Muskeln, als man gemeinhin denkt.

- **B. Wie muß die Übung ausgeführt werden?**

Ziehen Sie Ihre Lippen über Ihre Zähne – so wie Sie es auf den Fotos sehen.

Steigern Sie allmählich, und zwar mit Ihrer ganzen Kraft, die Anspannung der Muskeln der Lippen. Zählen Sie bis fünf, und lassen Sie los. Sie spüren Entspannung. Genießen Sie diese Entspannung, und beginnen Sie mit der Übung von vorne. Machen Sie die Übung am Anfang fünf Mal pro Tag, und steigern Sie jeden Tag die Häufigkeit, bis Sie sie acht Mal hintereinander schaffen.

- **C. Was bringt diese Übung?**

Nach häufigem Wiederholen werden Sie eine Festigung der gesamten Partie um Ihre Lippen feststellen. Dort bilden sich auch keine neuen Falten mehr. Selbst wenn Sie schon viele Falten haben, trägt diese Übung dazu bei, daß sie sich drastisch zurückbilden.

Wenn Sie den oben beschriebenen Bewegungsablauf beherrschen, steigern Sie Ihr Tempo. Die Anspannungsphase sollte nun nur zwei Sekunden dauern, und

Die Eidechse****

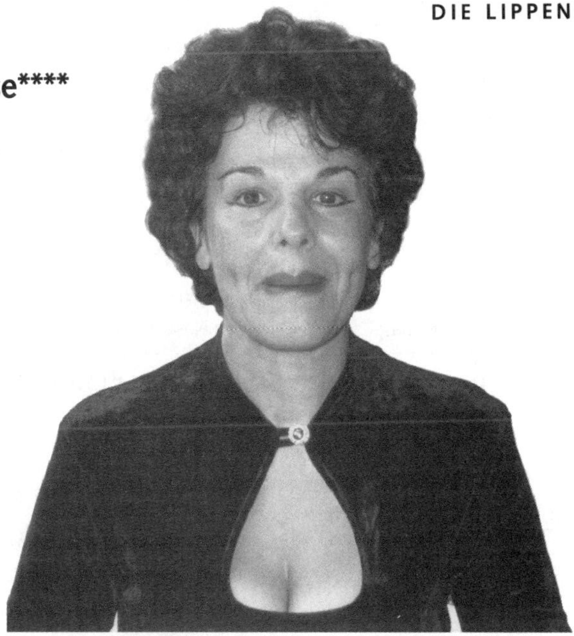

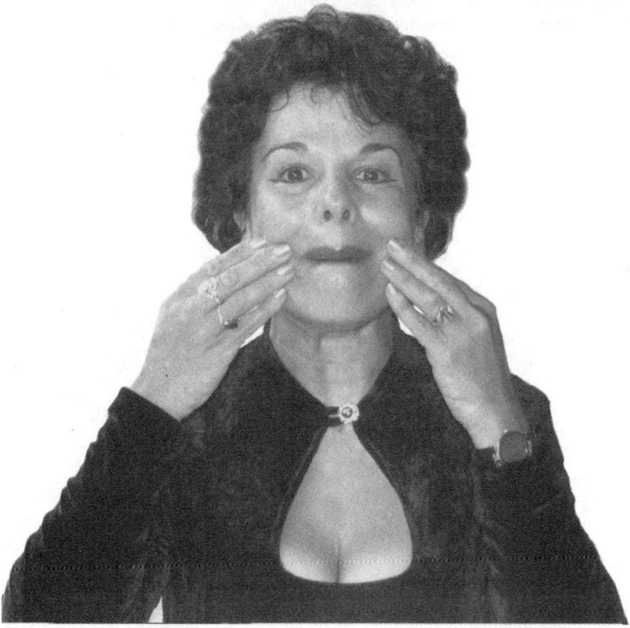

die Entspannungszeit ist auf eine Sekunde begrenzt. Bei diesem Schnelldurchgang können Sie die Anzahl der Bewegungsabläufe verdreifachen (Intensivphase).

Die ersten zehn Wochen:

Intensivphase	2 Sek. Anspannung	1 Sek. Entspannung

In der Phase der Dauerregeneration genügt ein Rhythmus von fünf Sekunden Anspannung und etwa drei Sekunden Entspannung, fünf Mal hintereinander, drei Mal pro Woche.

Nach der zehnten Woche:

Dauerregenerationsphase	5 Sek. Anspannung	3 Sek. Entspannung

Das »U«**

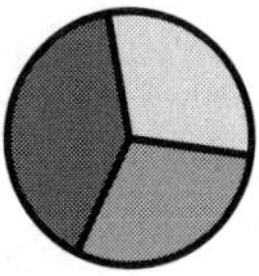

- **A. Was ist Ziel dieser Übung?**

Diese Übung trägt auch dazu bei, die oft vernachlässigte Lippen- und Mundpartie zu stärken.

- **B. Wie muß die Übung ausgeführt werden?**

Sagen Sie laut »U«, formen Sie den Laut mit Ihrer ganzen Kraft – so wie sie es auf den Fotos sehen.
Steigern Sie allmählich und kraftvoll die Anspannung der Lippenmuskulatur. Zählen Sie bis fünf, und lassen sie los. Sie spüren Entspannung. Genießen Sie diese Entspannung, und beginnen Sie mit der Übung von neuem. Machen Sie Ihr Training am Anfang fünf Mal pro Tag, und steigern Sie täglich die Häufigkeit, bis Sie es acht Mal hintereinander schaffen.

- **C. Was bringt diese Übung?**

Da sie die vorhergehende Übung ergänzt, sorgt sie mit Nachdruck für eine weitere Festigung der Lippenpartie. Wenn Sie den oben beschriebenen Bewegungsablauf beherrschen, steigern Sie Ihr Tempo. Die Anspannungsphase sollte nun nur zwei Sekunden dauern, und die Entspannungszeit ist auf eine Sekunde begrenzt. Bei diesem Schnelldurchgang können Sie die Anzahl der Bewegungsabläufe verdreifachen (Intensivphase).

Das »U«**

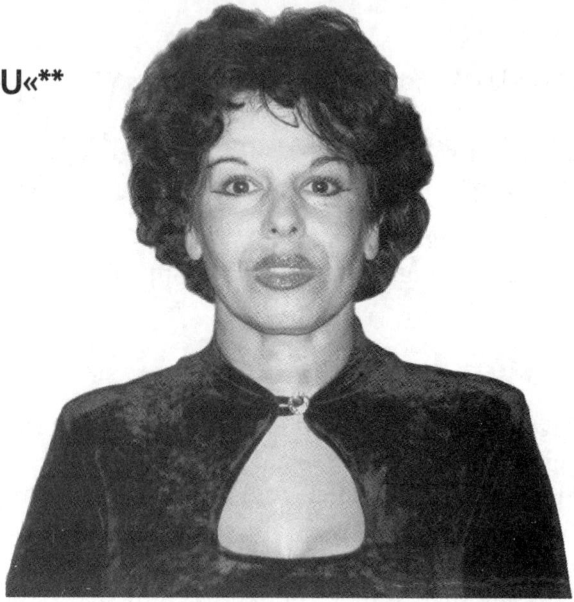

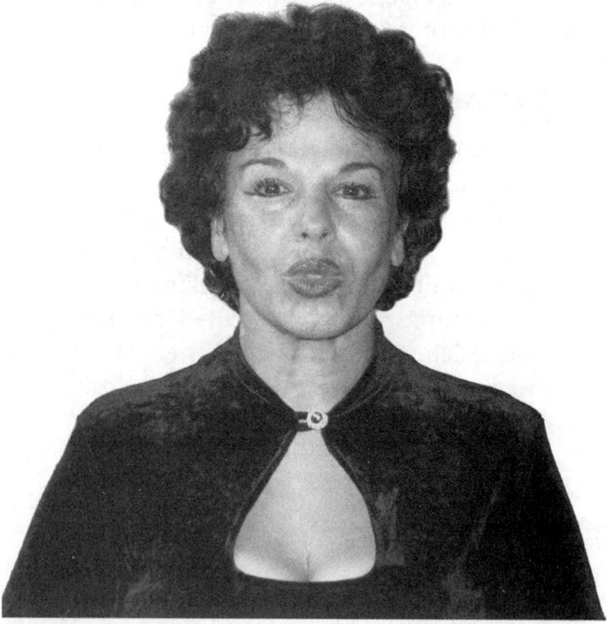

Die ersten zehn Wochen:

Intensivphase	2 Sek. Anspannung	1 Sek. Entspannung

In der Phase der Dauerregeneration genügt ein Rhythmus von fünf Sekunden Anspannung und etwa drei Sekunden Entspannung, fünf Mal hintereinander, drei Mal pro Woche.

Nach der zehnten Woche:

Dauerregenerationsphase	5 Sek. Anspannung	3 Sek. Entspannung

Das »O« von Marilyn*****

- **A. Was ist Ziel dieser Übung?**

Diese Übung mit fünf Sternen wird die Form Ihrer Lippen verschönern.

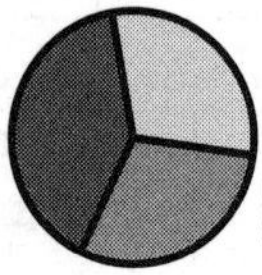

- **B. Wie muß die Übung ausgeführt werden?**

Sagen Sie »O«, wobei Sie den Buchstaben so mit Ihren Lippen formen sollten, wie Sie es auf den Fotos sehen. Steigern Sie allmählich, und zwar mit Ihrer ganzen Kraft, die Anspannung der Lippenmuskeln. Zählen Sie bis fünf, und lassen Sie los. Sie spüren Entspannung. Genießen Sie diese Entspannung, und beginnen Sie mit der Übung von neuem. Machen Sie die Übung am Anfang fünf Mal pro Tag, und steigern Sie jeden Tag die Häufigkeit, bis Sie sie zehn Mal hintereinander problemlos schaffen.

- **C. Was bringt diese Übung?**

Stellen Sie sich vor, daß Ihre Lippen denen von Marilyn Monroe gleichen würden: Diese Übung hilft Ihnen, die schönsten Lippen der Welt zu bekommen.
Nachdem Sie den oben beschriebenen Bewegungsablauf beherrschen, steigern Sie Ihr Tempo. Die Anspannungsphase sollte nun nur zwei Sekunden dauern, und die Entspannungszeit ist auf eine Sekunde begrenzt. In dieser Intensivphase können Sie die Anzahl der Bewegungsabläufe verdreifachen.

Das »O« von Marilyn*****

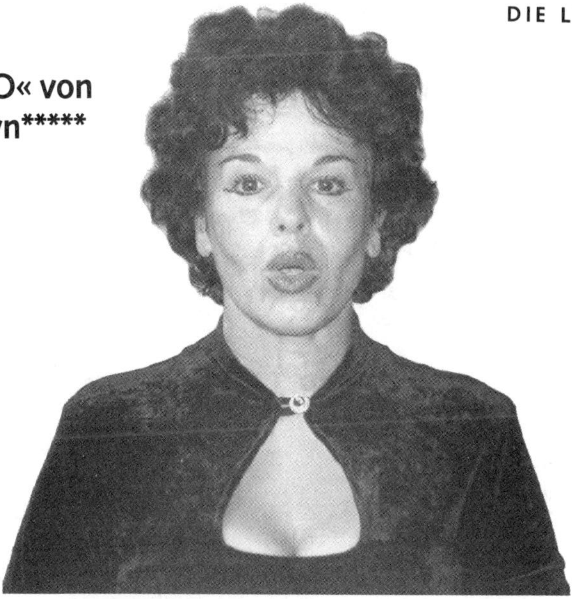

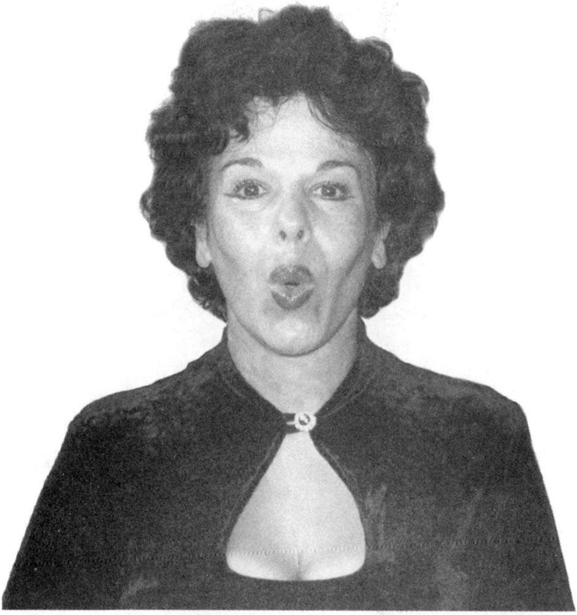

Die ersten zehn Wochen:

Intensivphase	2 Sek. Anspannung	1 Sek. Entspannung

In der Phase der Dauerregeneration genügt ein Rhythmus von fünf Sekunden Anspannung und etwa drei Sekunden Entspannung, fünf Mal hintereinander, drei Mal pro Woche.

Nach der zehnten Woche:

Dauerregenerationsphase	5 Sek. Anspannung	3 Sek. Entspannung

Die Wangen

Das Huhn*****

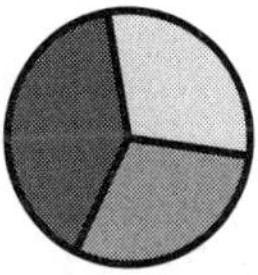

- **A. Was ist Ziel dieser Übung?**

Die untere Partie Ihrer Wangen wird sich festigen. Vergessen Sie nicht, daß sich die Ergebnisse dieser Übung, wie auch die aller anderen, erst nach mehreren Wochen regelmäßigen Trainings zeigen.

- **B. Wie muß die Übung ausgeführt werden?**

Lächeln Sie, und versuchen sie dabei gleichzeitig ein »O« mit Lippen zu formen. Ihre Finger sollten sie dabei an die Schläfen legen, so wie Sie es auf den Fotos sehen. Steigern Sie allmählich, und zwar mit Ihrer ganzen Kraft, die Anspannung der Muskeln der unteren Wangenpartie. Zählen Sie bis fünf, und lassen Sie los. Sie spüren eine gewisse Entspannung. Genießen Sie die Entspannung, und beginnen Sie mit der Übung von neuem. Machen Sie die Übung am Anfang fünf Mal pro Tag, und steigern Sie sich jeden Tag, bis Sie sie fünfzehn Mal hintereinander problemlos schaffen.

Das Huhn*****

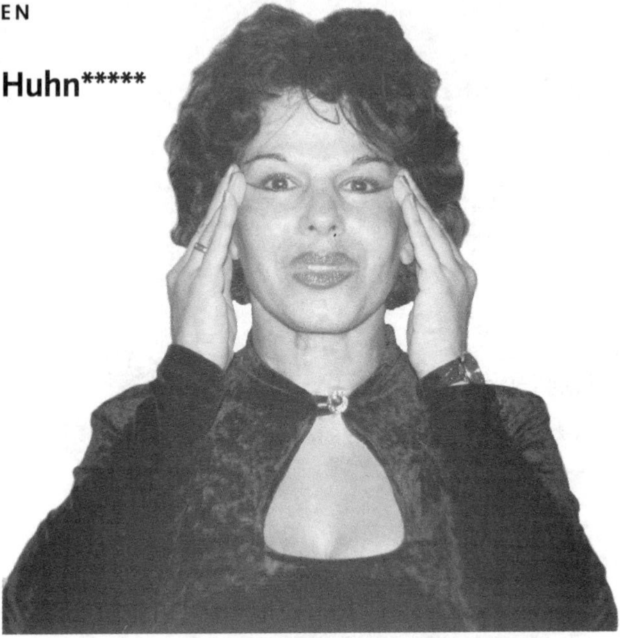

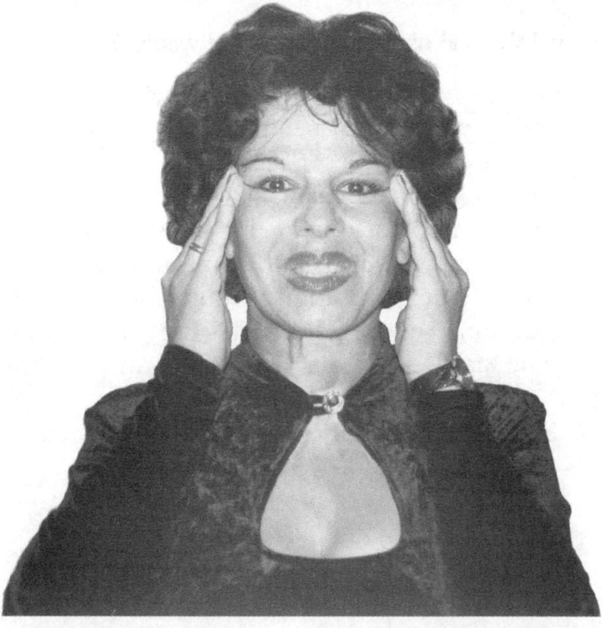

- **C. Was bringt diese Übung?**

Sie verhindert die Entstehung von Hängebacken. Es wird Sie freuen, wenn man Sie fragen wird: »Was haben Sie nur gemacht, um so viel jünger auszusehen?« Solche Komplimente haben Sie sich redlich verdient – dank dieser Methode und Ihrer Ausdauer haben Sie es geschafft, attraktiver zu werden.
Wenn Sie den oben beschriebenen Bewegungsablauf beherrschen, steigern Sie Ihr Tempo. Die Anspannungsphase sollte nun nur zwei Sekunden dauern, und die Entspannungszeit ist auf eine Sekunde begrenzt. In der Intensivphase können Sie die Anzahl der Bewegungsabläufe verdreifachen.

Die ersten zehn Wochen:

Intensivphase	2 Sek. Anspannung	1 Sek. Entspannung

In der Phase der Dauerregeneration genügt ein Rhythmus von fünf Sekunden Anspannung und etwa drei Sekunden Entspannung, fünf Mal hintereinander, drei Mal pro Woche.

Nach der zehnten Woche:

Dauerregenerationsphase	5 Sek. Anspannung	3 Sek. Entspannung

Wer schön sein will, muß lächeln können*****

- **A. Was ist Ziel dieser Übung?**

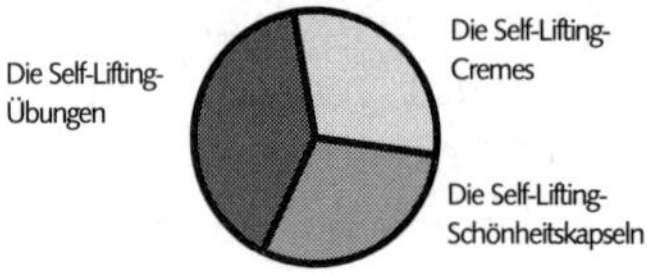

Diese Übung mit fünf Sternen wird dazu beitragen, daß Ihre Wangen rund und prall werden.

- **B. Wie muß die Übung ausgeführt werden?**

Lächeln Sie mit all Ihrer Kraft, wobei Sie Ihre Finger auf die Gesichtspartien zu beiden Seiten der Lippen legen sollen – so wie auf den Fotos zu sehen. Die Finger unterstützen die Übung. Steigern Sie allmählich, und zwar mit Ihrer ganzen Kraft, die Spannung Ihrer Wangenmuskeln. In der höchsten Anspannung halten, bis fünf zählen und anschließend entspannen. Sie spüren diese Entspannung. Genießen Sie das Gefühl, und wiederholen Sie die Übung. Führen Sie die Übung am Anfang fünf Mal pro Tag aus, und steigern Sie die Häufigkeit jeden Tag, bis Sie sie 15 Mal hintereinander schaffen.

- **C. Was bringt diese Übung?**

Selbst wenn schon kleine Fältchen im oberen Teil Ihrer Wangen sichtbar sind, so werden sie gemildert und verschwinden sogar. Die Haut Ihrer Wangen wird ihre ganze Elastizität wiedergewinnen. Die Übung ist deswegen so wichtig, weil sie mehrere Gesichtspartien gleichzeitig arbeiten läßt. Wenn Sie diese Übung regelmäßig machen, so werden Sie nach und nach feststellen, daß Ihr Gesicht einen strahlenden Ausdruck be-

Wer schön sein will, muß lächeln können*****

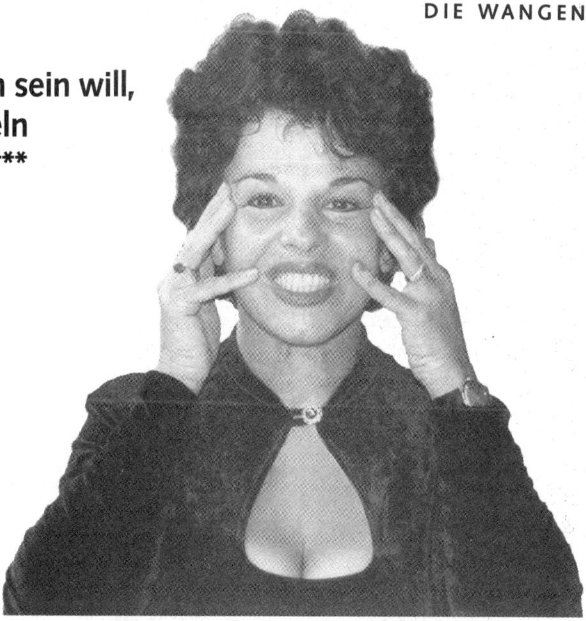

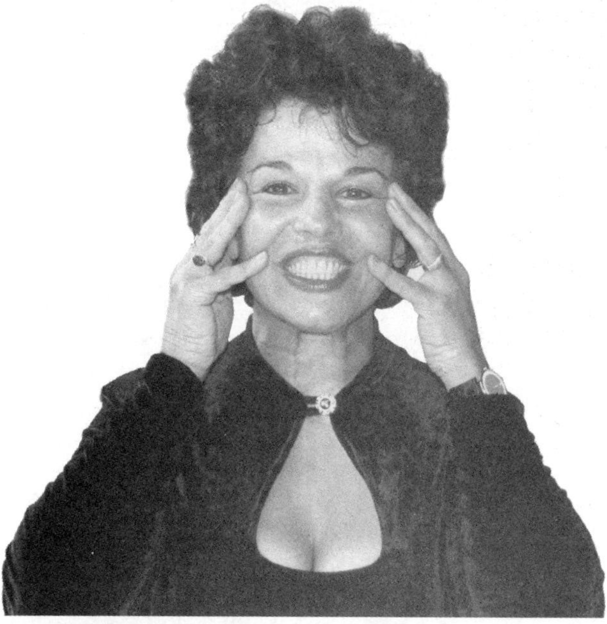

kommt. Die ganze Energie und die Schönheit, die es mit zwanzig ausstrahlte, gewinnt es jetzt zurück. Vergessen Sie daher niemals: Wer schön sein will, muß lächeln können.
Wenn Sie den oben beschriebenen Bewegungsablauf beherrschen, steigern Sie Ihr Tempo. Die Zeit der Anspannungsphase sollte nun nur zwei Sekunden dauern, und die der Entspannungszeit ist auf eine Sekunde begrenzt. Während dieser Intensivphase können Sie die Anzahl der Übungen auf das Dreifache steigern.

Die ersten zehn Wochen:

Intensivphase	2 Sek. Anspannung	1 Sek. Entspannung

Während der anschließenden Phase der Dauerregeneration reicht es aus, einen Rhythmus von fünf Sekunden Anspannung und etwa drei Sekunden Entspannung für eine Dauer von fünf Minuten, drei Mal pro Woche, zu erreichen.

Nach der zehnten Woche:

Dauerregenerationsphase	5 Sek. Anspannung	3 Sek. Entspannung

Der Hamster***

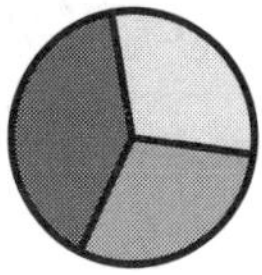

- **A. Was ist Ziel dieser Übung?**

Diese Übung mit drei Sternen wird die untere Partie Ihrer Wangen verbessern und stärken.

- **B. Wie muß die Übung ausgeführt werden?**

Sagen Sie laut »A«, und versuchen Sie dabei den Mund zu schließen – so wie Sie es auf den Fotos sehen. Sie werden spüren, wie sich dabei Ihre Wangenmuskeln anspannen. Steigern Sie allmählich, und zwar mit Ihrer ganzen Kraft, die Anspannung der Muskeln der unteren Wangenpartie, zählen Sie bis fünf, und lassen Sie los. Sie spüren eine gewisse Entspannung. Genießen Sie diese Entspannung, und beginnen Sie mit der Übung von neuem. Machen Sie die Übung am Anfang fünf Mal pro Tag, und steigern Sie jeden Tag die Häufigkeit, bis Sie sie zwölf Mal hintereinander schaffen – problemlos

- **C. Was bringt diese Übung?**

Die Konturen Ihrer unteren Backenpartie werden schön abgerundet und wirken, wie im Alter von zwanzig Jahren, kraftvoll.
Wenn Sie den oben beschriebenen Bewegungsablauf beherrschen, steigern Sie Ihr Tempo. Die Anspannungsphase sollte nun nur zwei Sekunden dauern, und die Entspannungszeit ist auf eine Sekunde begrenzt. Während dieser Intensivphase können Sie die Anzahl der Übungen verdreifachen.

Der Hamster***

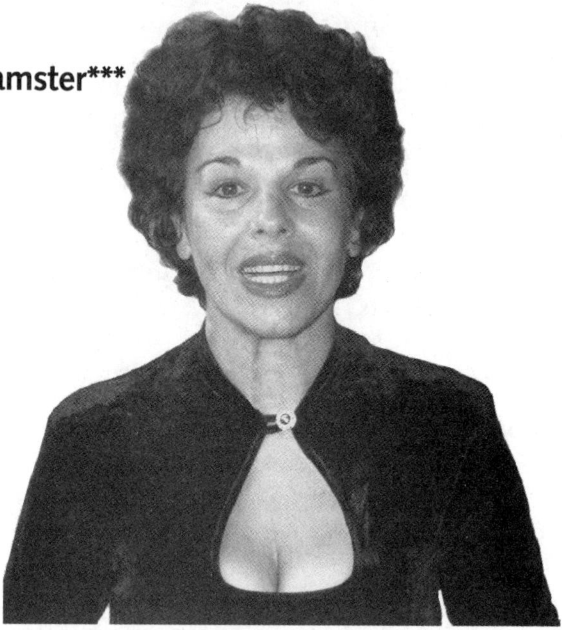

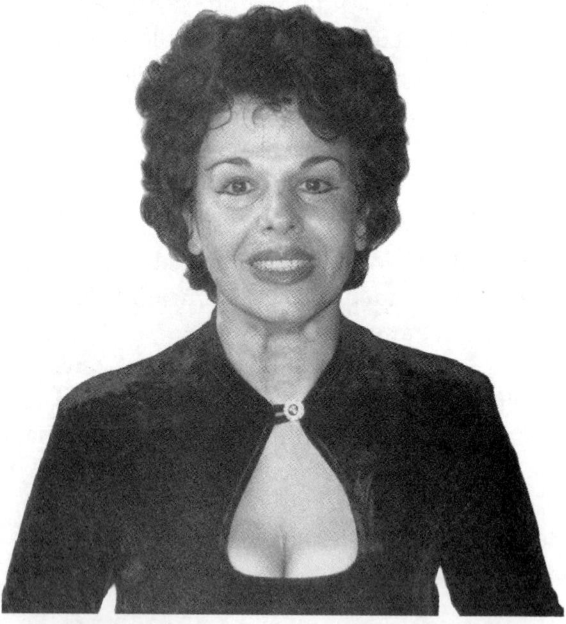

Die ersten zehn Wochen:

Intensivphase	2 Sek. Anspannung	1 Sek. Entspannung

In der Phase der Dauerregeneration genügt ein Rhythmus von fünf Sekunden Anspannung und etwa drei Sekunden Entspannung, fünf Mal hintereinander, drei Mal pro Woche.

Nach der zehnten Woche:

Dauerregenerationsphase	5 Sek. Anspannung	3 Sek. Entspannung

Das »I«***

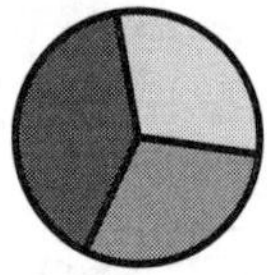

- **A. Was ist Ziel dieser Übung?**

Diese Übung mit drei Sternen wird die untere Partie Ihrer Wangen stärken.

- **B. Wie muß die Übung ausgeführt werden?**

Sagen Sie einfach laut »I«, wobei Sie Ihre Finger an die Mundwinkel anlegen sollten, so wie Sie es auf den Fotos sehen. Steigern Sie allmählich, und zwar mit Ihrer ganzen Kraft, die Spannung der Muskeln der unteren Wangenpartie. Zählen Sie bis fünf, und lassen Sie los. Sie spüren eine gewisse Entspannung. Genießen Sie diese Entspannung, und beginnen Sie mit der Übung von neuem. Machen Sie die Übung am Anfang fünf Mal pro Tag, und steigern Sie jeden Tag die Häufigkeit, bis Sie die Übung zehn Mal hintereinander problemlos schaffen.

- **C. Was bringt diese Übung?**

Diese Übung stellt einen wichtigen Eckpfeiler unseres Programms dar: Festigkeit, Elastizität, Straffheit und eine überzeugende Ausstrahlung sind das Ergebnis.
Wenn Sie den oben beschriebenen Bewegungsablauf beherrschen, steigern Sie Ihr Tempo. Die Anspannungsphase sollte nun nur zwei Sekunden dauern, und die Entspannungszeit ist auf eine Sekunde begrenzt. In der Intensivphase können Sie die Anzahl der Bewegungsabläufe verdreifachen.

Das »I«***

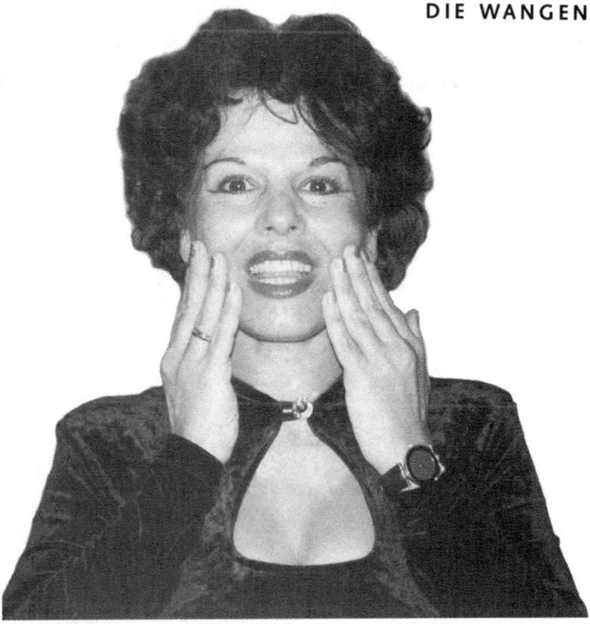

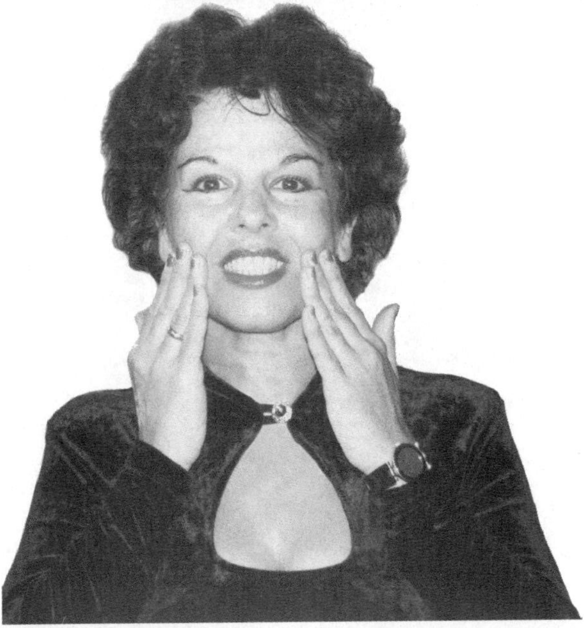

Die ersten zehn Wochen:

Intensivphase	2 Sek. Anspannung	1 Sek. Entspannung

In der Phase der Dauerregeneration, die auf eine Langzeitbehandlung ausgelegt ist, genügt ein Rhythmus von fünf Sekunden Anspannung und etwa drei Sekunden Entspannung, fünf Mal hintereinander, drei Mal pro Woche.

Nach der zehnten Woche:

Dauerregenerationsphase	5 Sek. Anspannung	3 Sek. Entspannung

Die Augen

Der Chinese*****

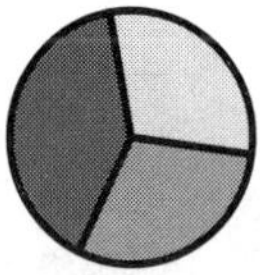

- **A. Was ist Ziel dieser Übung?**

Diese sehr wichtige Übung ermöglicht Ihnen, die Falten unter den Augen zu mildern, und sorgt dafür, daß sich Tränensäcke, die sich gerade einstellen wollen oder schon vorhanden sind, zurückbilden.

- **B. Wie muß die Übung ausgeführt werden?**

Schließen Sie die Augen bis auf einen kleinen Spalt – wie beim Blinzeln. Die Finger sollten Sie seitlich der Augen auflegen und sie ganz sacht zu den Schläfen führen, so wie Sie es auf den Fotos sehen. Steigern Sie allmählich und mit Ihrer ganzen Kraft die Anspannung der Augenmuskeln, zählen Sie bis fünf, und lassen Sie los. Sie spüren eine gewisse Entspannung. Genießen Sie diese Entspannung, und beginnen Sie mit der Übung von neuem. Machen Sie die Übung am Anfang fünf Mal pro Tag, und steigern Sie jeden Tag die Häufigkeit, bis Sie sie zwanzig Mal hintereinander problemlos schaffen.

Der Chinese*****

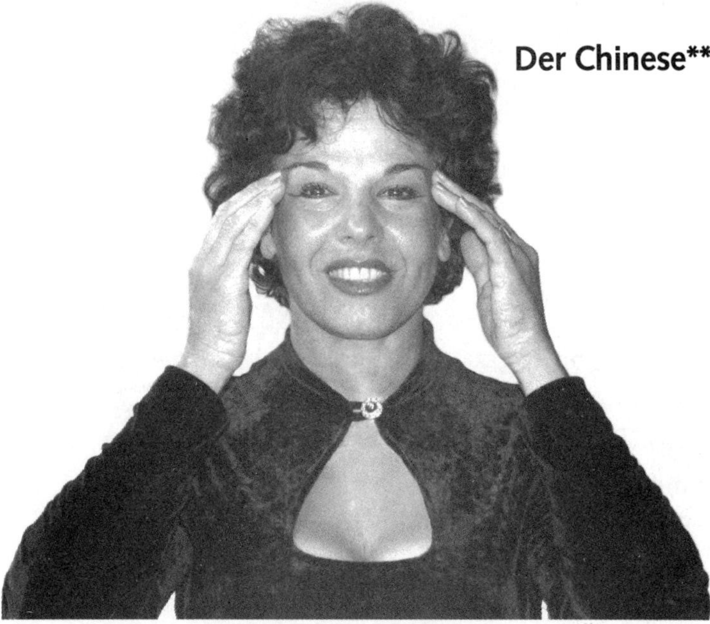

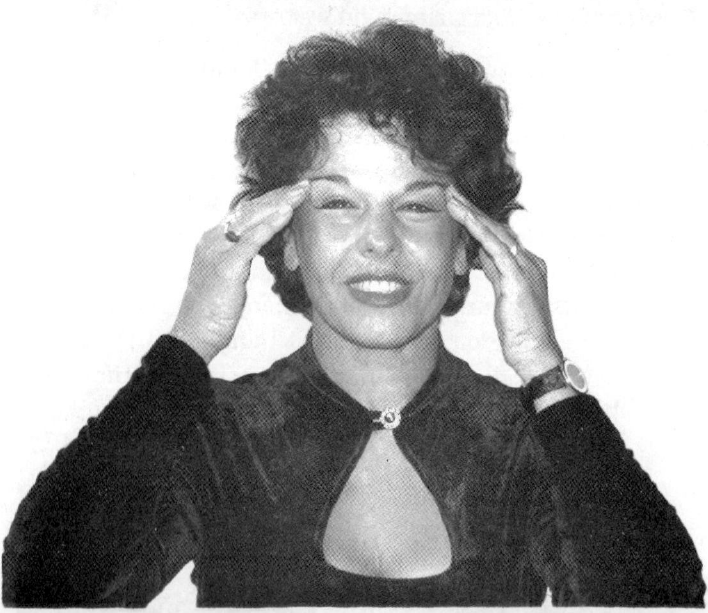

- **C. Was bringt diese Übung?**

Sie werden bald nur noch wenige oder keine Tränensäcke mehr unter den Augen haben. Diese empfindlichen Partien gewinnen so rasch ihr jugendliches Aussehen zurück. Sie werden sehen.
Wenn Sie den oben beschriebenen Bewegungsablauf beherrschen, steigern Sie Ihr Tempo. Die Anspannungsphase sollte nun nur zwei Sekunden dauern, und die Entspannungszeit ist auf eine Sekunde begrenzt. Während dieser Intensivphase können Sie das Trainingsquantum verdreifachen.

Die ersten zehn Wochen:

Intensivphase	2 Sek. Anspannung	1 Sek. Entspannung

In der Phase der Dauerregeneration, die auf ein Langzeittraining ausgelegt ist, genügt ein Rhythmus von fünf Sekunden Anspannung und etwa drei Sekunden Entspannung, fünf Mal hintereinander, drei Mal pro Woche.

Nach der zehnten Woche:

Dauerregenerationsphase	5 Sek. Anspannung	3 Sek. Entspannung

Die Schildkröte*****

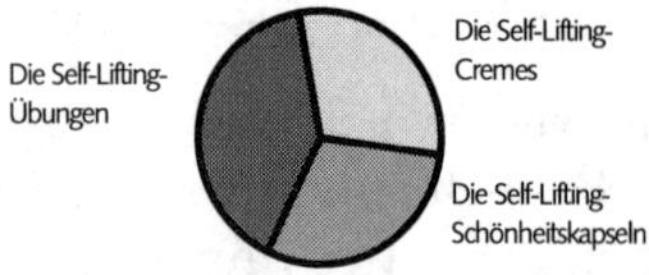

- **A. Was ist Ziel dieser Übung?**

Diese einfache Übung mit fünf Sternen hilft ihnen, Krähenfüße zum Verschwinden zu bringen und gleichzeitig die Schläfen zu straffen.

- **B. Wie muß die Übung ausgeführt werden?**

Spannen Sie die Kinnmuskeln an, und kontrollieren Sie dabei mit Hilfe Ihrer Finger die Bewegung der Schläfenmuskeln – so wie Sie es auf den Fotos sehen. Steigern Sie allmählich und mit Ihrer ganzen Kraft die Anspannung der Schläfenmuskeln. Am Höhepunkt der Muskelanspannung zählen Sie bis fünf, dann lassen Sie los. Sie spüren eine gewisse Entspannung. Genießen Sie diese Entspannung, und beginnen Sie mit der Übung von neuem. Machen Sie die Übung fünf Mal pro Tag, und steigern Sie jeden Tag die Häufigkeit, bis Sie sie zwanzig Mal hintereinander problemlos schaffen. Sie beherrschen diese Übung dann perfekt, wenn Ihre Ohren den Muskelbewegungen folgen.

- **C. Was bringt diese Übung?**

Nie wieder Krähenfüße. Diese Übung wird Ihrem Gesicht all seine Straffheit und auch seine Ausstrahlung zurückgeben.
Wenn Sie den oben beschriebenen Bewegungsablauf beherrschen, steigern Sie Ihr Tempo. Die Anspannungsphase sollte nun nur zwei Sekunden dauern, und die Entspannungszeit ist auf eine Sekunde begrenzt.

Die Schildkröte******

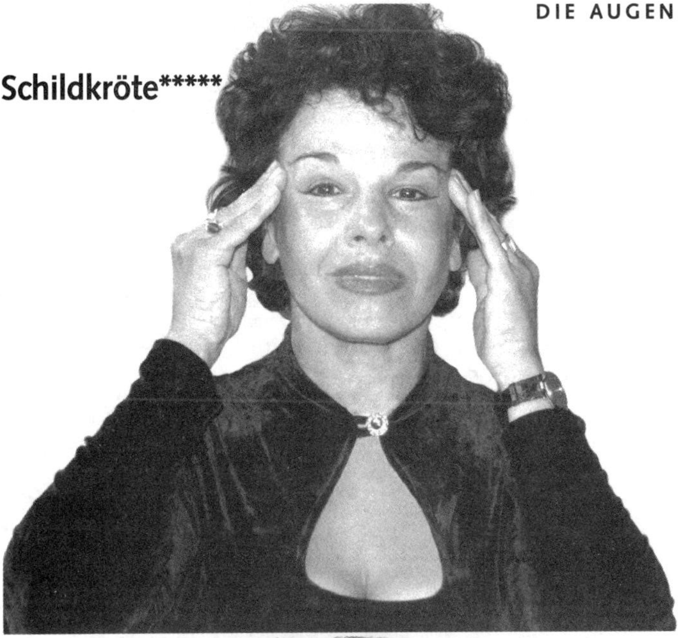

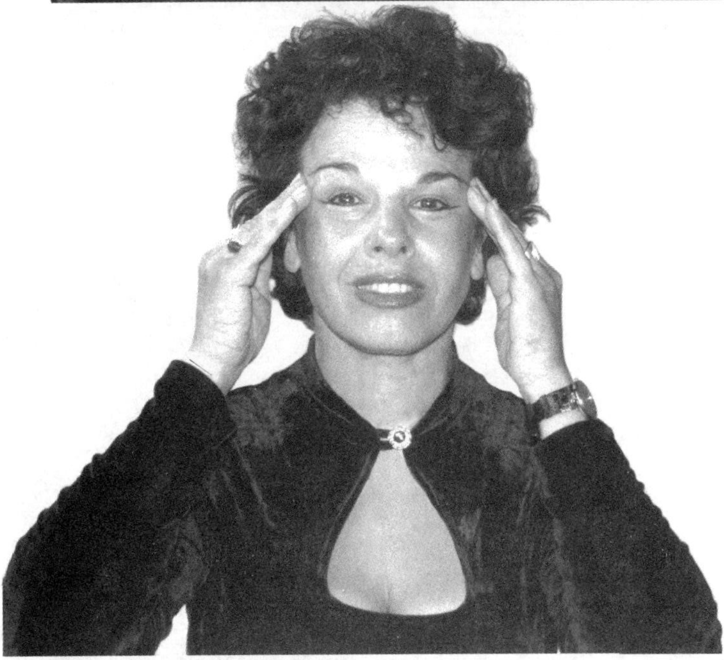

Während dieser Intensivphase können Sie die Anzahl der Bewegungsabläufe verdreifachen.

Die ersten zehn Wochen:

Intensivphase	2 Sek. Anspannung	1 Sek. Entspannung

In der Phase der Dauerregeneration genügt ein Rhythmus von 5 Sekunden Anspannung und etwa drei Sekunden Entspannung, fünf Mal hintereinander, drei Mal pro Woche.

Nach der zehnten Woche:

Dauerregenerationsphase	5 Sek. Anspannung	3 Sek. Entspannung

Dornröschen*****

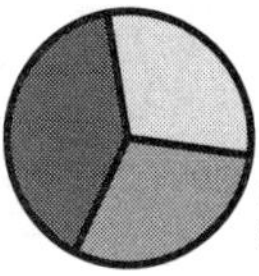

• A. Was ist Ziel dieser Übung?

Diese Übung mit fünf Sternen ist sehr einfach auszuführen und dabei doch so heilsam für Ihre Augenlider.

• B. Wie muß die Übung ausgeführt werden?

Schließen Sie die Augen ganz fest - so wie Sie es auf den Fotos sehen. Sie spüren dabei, wie sich Ihre Augenlider anspannen. Steigern Sie allmählich und mit Ihrer ganzen Kraft die Anspannung der Augenlidmuskeln. Auf dem Höhepunkt der Muskelanspannung zählen Sie bis fünf, dann lassen Sie los. Sie spüren eine gewisse Entspannung. Genießen Sie diese Entspannung, und beginnen Sie mit der Übung von neuem. Machen Sie die Übung fünf Mal pro Tag, und steigern Sie jeden Tag die Häufigkeit, bis Sie sie zwanzig Mal hintereinander problemlos schaffen.

• C. Was bringt diese Übung?

Sie werden wieder glatte und feste Augenlider erhalten; so, wie Sie sich noch in bester Erinnerung haben, werden Sie bald wieder aussehen.
Wenn Sie den oben beschriebenen Bewegungsablauf beherrschen, steigern Sie Ihr Tempo. Die Anspannungsphase sollte nun nur zwei Sekunden dauern, und die Entspannungszeit ist auf eine Sekunde begrenzt. Während dieser Intensivphase können Sie die Anzahl der Bewegungsabläufe verdreifachen.

Dornröschen*****

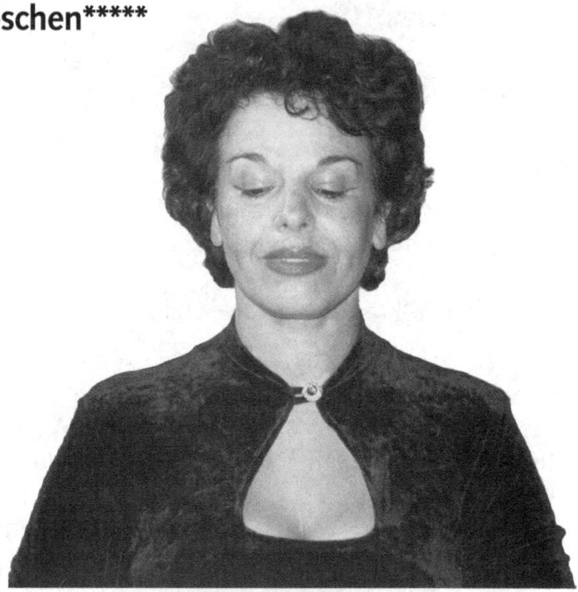

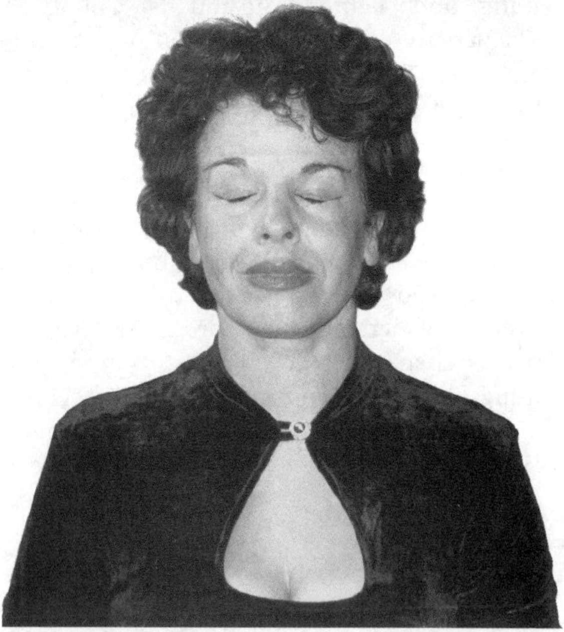

Die ersten zehn Wochen:

Intensivphase	2 Sek. Anspannung	1 Sek. Entspannung

In der Phase der Dauerregeneration genügt ein Rhythmus von 5 Sekunden Anspannung und etwa drei Sekunden Entspannung, fünf Mal hintereinander, drei Mal pro Woche.

Nach der zehnten Woche:

Dauerregenerationsphase	5 Sek. Anspannung	3 Sek. Entspannung

Der Uhu****

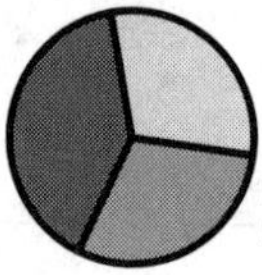

- **A. Was ist Ziel dieser Übung?**

Diese Übung mit vier Sternen stärkt die ringförmigen Muskeln um die Augen.

- **B. Wie muß die Übung ausgeführt werden?**

Öffnen Sie die Augen ganz weit, und zwar bis das Weiße über der Pupille erscheint – so wie Sie es auf den Fotos sehen. Steigern Sie allmählich mit Ihrer ganzen Kraft die Anspannung der Muskeln um die Augen. Auf dem Höhepunkt der Muskelspannung zählen Sie bis fünf, dann lassen Sie los. Sie spüren eine gewisse Entspannung. Genießen Sie diese Entspannung, und beginnen Sie mit der Übung von neuem. Machen Sie die Übung fünf Mal pro Tag, und steigern Sie jeden Tag die Häufigkeit, bis Sie sie fünfzehn Mal hintereinander problemlos schaffen.

- **C. Was bringt diese Übung?**

Vergessen Sie nicht, daß ein strahlender Blick eine Trumpfkarte in Ihrer natürlichen Wirkung auf andere darstellt. Diese Übung trägt nicht nur dazu bei, die Muskeln um die Augen zu stärken, sondern auch die Ausstrahlung Ihrer Augen zu verschönern.

Wenn Sie den oben beschriebenen Bewegungsablauf beherrschen, steigern Sie Ihr Tempo. Die Anspannungsphase sollte nun nur zwei Sekunden dauern, und

Der Uhu****

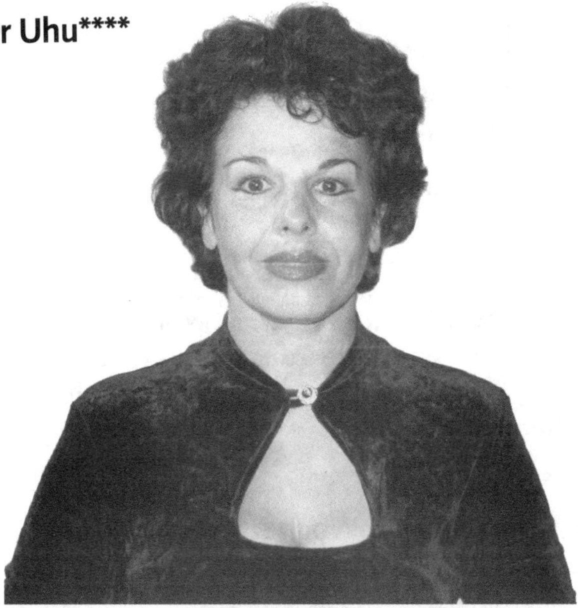

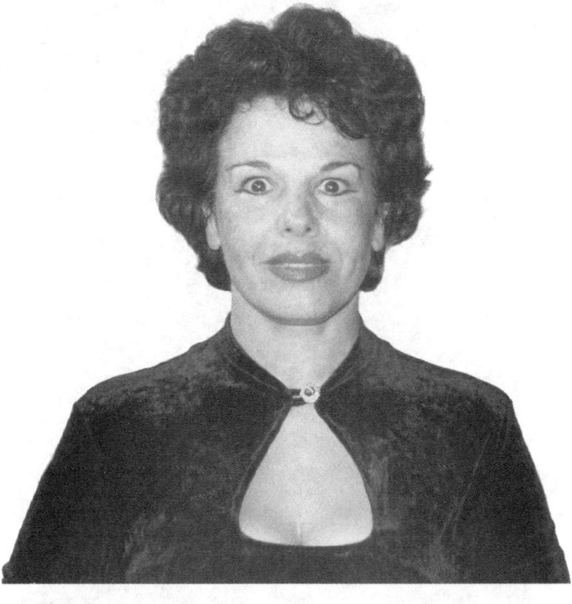

die Entspannungszeit ist auf eine Sekunde begrenzt. Während dieser schnellen Phase können Sie die Anzahl der Bewegungsabläufe verdreifachen.

Die ersten zehn Wochen:

Intensivphase	2 Sek. Anspannung	1 Sek. Entspannung

In der Phase der Dauerregeneration genügt ein Rhythmus von fünf Sekunden Anspannung und etwa drei Sekunden Entspannung, fünf Mal hintereinander, drei Mal pro Woche.

Nach der zehnten Woche:

Dauerregenerationsphase	5 Sek. Anspannung	3 Sek. Entspannung

Das Chamäleon I****

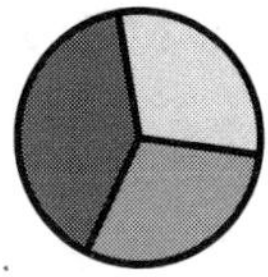

- **A. Was ist Ziel dieser Übung?**

Diese Übung mit vier Sternen trägt dazu bei, Ihren Blick zu verschönern.

- **B. Wie muß die Übung ausgeführt werden?**

Schauen Sie erst nach oben und dann nach unten. Bewegen Sie Ihre Wangen kräftig, aber immer ohne den Kopf zu bewegen – so wie Sie es auf den Fotos sehen. Steigern Sie allmählich mit Ihrer ganzen Kraft die Anspannung der Augenmuskeln. Auf dem Höhepunkt der Muskelanspannung zählen Sie bis fünf, dann lassen Sie los. Sie spüren eine gewisse Entspannung. Genießen Sie diese Entspannung, und beginnen Sie mit der Übung von neuem. Machen Sie die Übung fünf Mal pro Tag, und steigern Sie jeden Tag die Häufigkeit, bis Sie sie fünfzehn Mal hintereinander problemlos schaffen.

- **C. Was bringt diese Übung?**

Wenn Sie den oben beschriebenen Bewegungsablauf beherrschen, dann steigern Sie Ihr Tempo. Die Anspannungsphase dauert nun nur zwei Sekunden, und die Entspannungszeit ist auf eine Sekunde begrenzt. Während dieser schnellen Phase können Sie die Anzahl der Bewegungsabläufe verdreifachen.

Das Chamäleon I ****

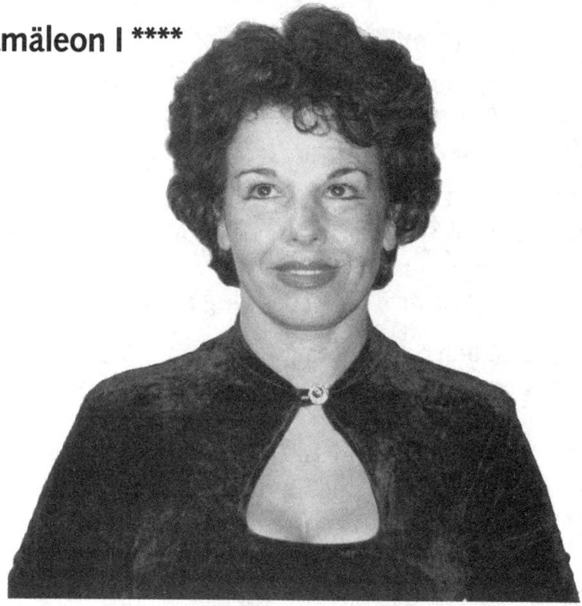

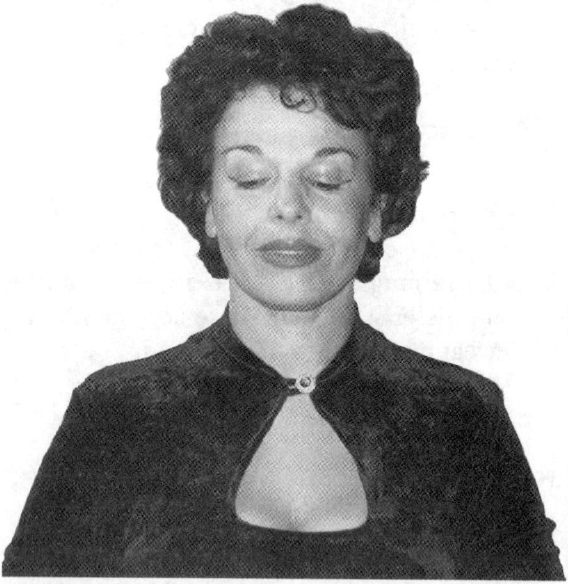

Die ersten zehn Wochen:

Intensivphase	2 Sek. Anspannung	1 Sek. Entspannung

In der Phase der Dauerregeneration genügt ein Rhythmus von fünf Sekunden Anspannung und etwa drei Sekunden Entspannung, fünf Mal hintereinander, drei Mal pro Woche.

Nach der zehnten Woche:

Dauerregenerationsphase	5 Sek. Anspannung	3 Sek. Entspannung

Das Chamäleon II ****

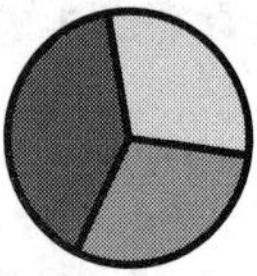

- **A. Was ist Ziel dieser Übung?**

Diese Übung mit vier Sternen trägt ebenfalls dazu bei, Ihren Blick zu verschönern.

- **B. Wie muß die Übung ausgeführt werden?**

Schauen Sie erst nach oben rechts und dann nach unten links. Machen Sie dasselbe auch umgekehrt, d.h., erst nach oben links und nach unten rechts schauen. Die Augen dabei soviel wie möglich bewegen, und immer den Kopf gerade halten, so wie Sie es auf den Fotos sehen. Steigern Sie allmählich, und zwar mit Ihrer ganzen Kraft, die Anspannung der Augenmuskeln. Auf dem Höhepunkt der Muskelanspannung zählen Sie bis fünf, dann lassen Sie los. Sie spüren eine gewisse Entspannung. Genießen Sie diese Entspannung, und beginnen Sie mit der Übung von neuem. Machen Sie die Übung fünf Mal pro Tag, und steigern Sie jeden Tag die Häufigkeit, bis Sie sie fünfzehn Mal hintereinander problemlos schaffen.

- **C. Was bringt diese Übung?**

Ihre Augen werden strahlen und Jugendlichkeit signalisieren.

Wenn Sie den oben beschriebenen Bewegungsablauf beherrschen, steigern Sie Ihr Tempo. Die Anspannungsphase sollte nun nur zwei Sekunden dauern, und

Das Chamäleon II ****

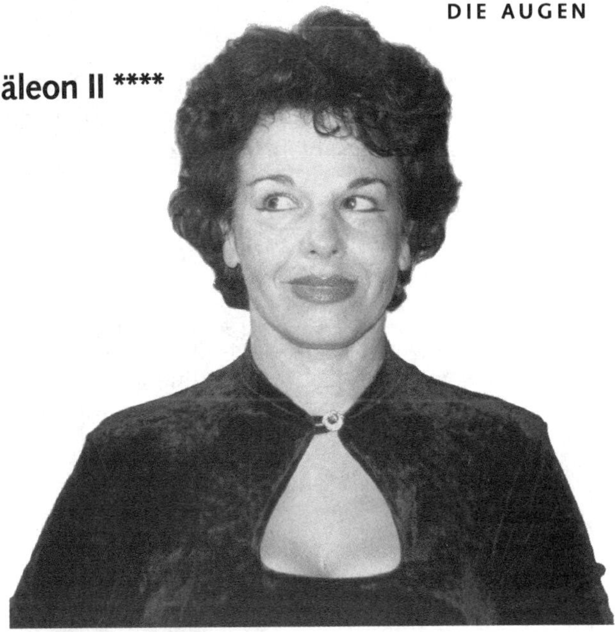

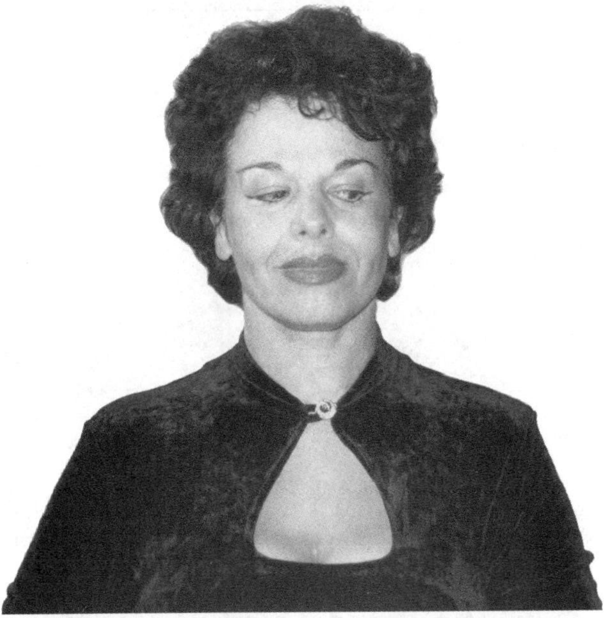

die Entspannungszeit ist auf eine Sekunde begrenzt. Während dieser Intensivphase können Sie die Anzahl der Bewegungsabläufe verdreifachen.

Die ersten zehn Wochen:

Intensivphase	2 Sek. Anspannung	1 Sek. Entspannung

In der Phase der Dauerregeneration genügt ein Rhythmus von fünf Sekunden Anspannung und etwa drei Sekunden Entspannung, fünf Mal hintereinander, drei Mal pro Woche.

Nach der zehnten Woche:

Dauerregenerationsphase	5 Sek. Anspannung	3 Sek. Entspannung

Die Stirn

Der Stier I*****

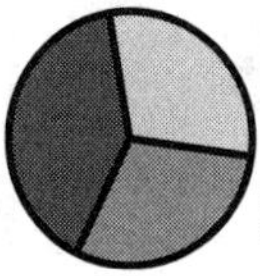

- **A. Was ist Ziel dieser Übung?**

Diese Übung mit fünf Sternen modelliert die Stirn.

- **B. Wie muß die Übung ausgeführt werden?**

Legen Sie Ihre Zeigefinger über die Augenbrauen. Versuchen Sie dann, die Augenbrauen mit den Fingern nach unten zu ziehen. Gleichzeitig müssen Sie die Stirn kräftig nach oben schieben, allerdings ohne die Stirn zu runzeln – so wie Sie es auf den Fotos sehen. Steigern Sie allmählich und mit Ihrer ganzen Kraft die Anspannung der Stirnmuskeln. Auf dem Höhepunkt der Muskelanspannung zählen Sie bis fünf, dann lassen Sie los. Sie spüren eine gewisse Entspannung. Genießen Sie diese Entspannung, und beginnen Sie mit der Übung von neuem. Machen Sie die Übung fünf Mal pro Tag, und steigern Sie jeden Tag die Häufigkeit, bis Sie sie zehn Mal hintereinander schaffen.

Der Stier I*****

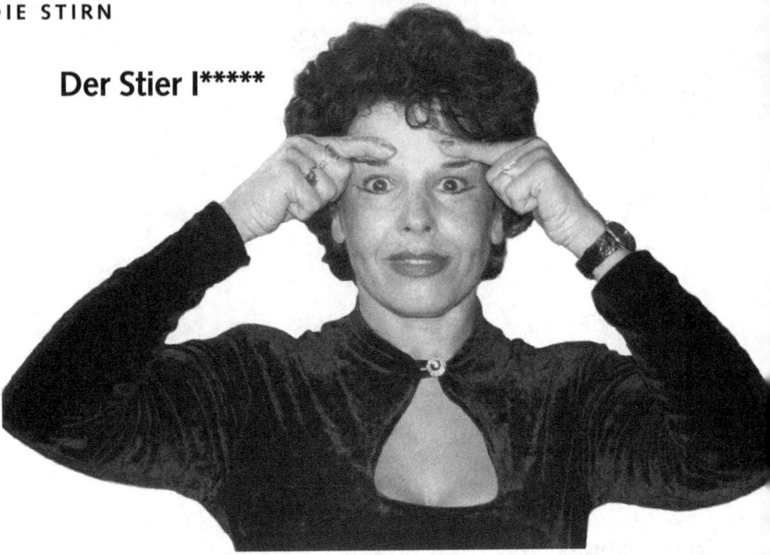

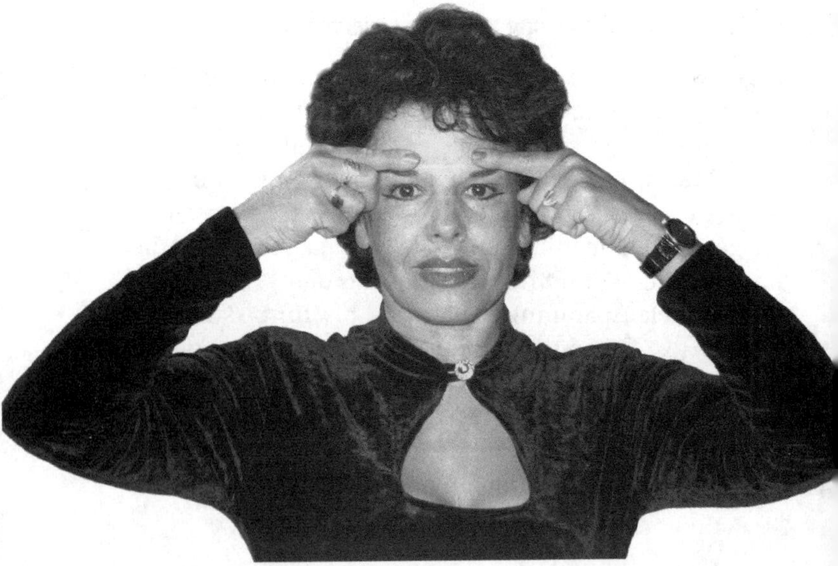

- **C. Was bringt diese Übung?**

Wie der Name schon andeutet, hat diese Übung einen besonders starken Self-Lifting-Effekt. Sie funktioniert wie ein Aufzug! Ihre gesamten Gesichtsmuskeln finden ihre Spannkraft wieder.
Wenn Sie den oben beschriebenen Bewegungsablauf beherrschen, steigern Sie jetzt Ihr Tempo. Die Anspannung sollte nun nur zwei Sekunden dauern, und die Entspannungszeit ist auf eine Sekunde begrenzt. Während dieser Intensivphase können Sie die Anzahl der Bewegungsabläufe verdreifachen.

Die ersten zehn Wochen:

Intensivphase	2 Sek. Anspannung	1 Sek. Entspannung

In der Phase der Dauerregeneration genügt ein Rhythmus von fünf Sekunden Anspannung und etwa drei Sekunden Entspannung, fünf Mal hintereinander, drei Mal pro Woche.

Nach der zehnten Woche:

Dauerregenerationsphase	5 Sek. Anspannung	3 Sek. Entspannung

Der Stier II ****

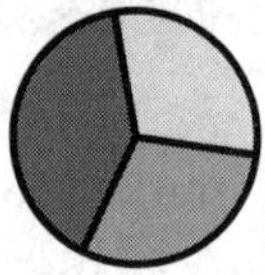

- **A. Was ist Ziel dieser Übung?**

Diese Übung mit vier Sternen modelliert ebenfalls die Stirn und stellt eine gute Ergänzung zur Übung »Der Stier I« dar.

- **B. Wie muß die Übung ausgeführt werden?**

Ziehen Sie Ihre Stirn mit beiden Händen nach oben, wobei Sie gleichzeitig aber versuchen sollten, die Augenbrauen nach unten zu senken, so wie Sie es auf den Fotos sehen. Steigern Sie allmählich, und zwar mit Ihrer ganzen Kraft, die Anspannung der Stirnmuskeln. Auf dem Höhepunkt der Muskelanspannung zählen Sie bis fünf, dann lassen Sie los. Sie spüren eine gewisse Entspannung. Genießen Sie diese Entspannung, und beginnen Sie mit der Übung von neuem. Machen Sie die Übung fünf Mal pro Tag, und steigern Sie jeden Tag die Häufigkeit, bis Sie sie fünfzehn Mal hintereinander schaffen.

- **C. Was bringt diese Übung?**

Ihre Stirn wird sich entspannen und ihre ganze Elastizität zurückgewinnen.
Wenn Sie den oben beschriebenen Bewegungsablauf beherrschen, steigern Sie Ihr Tempo. Die Anspannungszeit sollte nun nur zwei Sekunden dauern, und die Entspannungszeit ist auf eine Sekunde begrenzt. Während dieser Intensivphase können Sie die Anzahl der Bewegungsabläufe verdreifachen.

Der Stier II ****

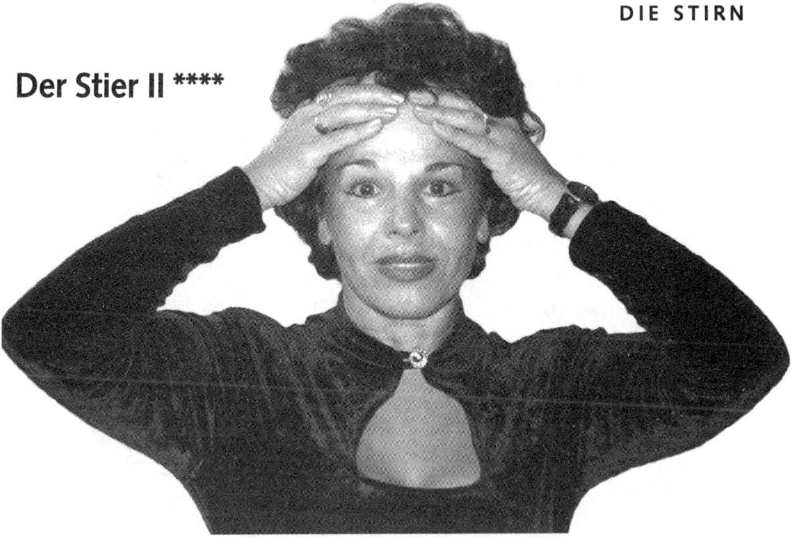

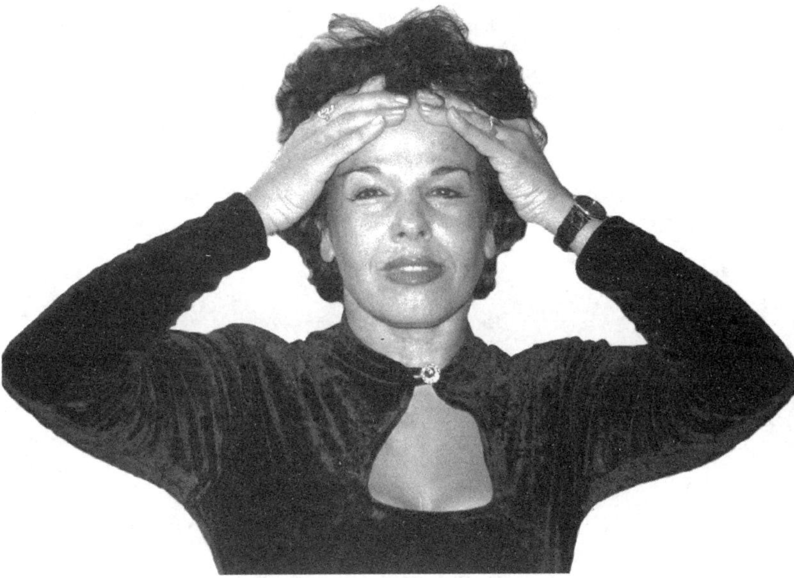

Die ersten zehn Wochen:

Intensivphase	2 Sek. Anspannung	1 Sek. Entspannung

In der Phase der Dauerregeneration genügt ein Rhythmus von fünf Sekunden Anspannung und etwa drei Sekunden Entspannung, fünf Mal hintereinander, drei Mal pro Woche.

Nach der zehnten Woche:

Dauerregenerationsphase	5 Sek. Anspannung	3 Sek. Entspannung

Die Schönheitsposition*****

- **A. Was ist Ziel dieser Übung?**

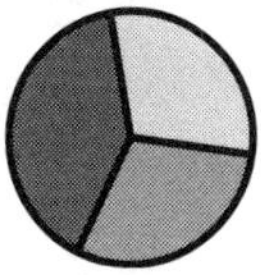

Diese Übung mit fünf Sternen bereitet Ihre Gesichtshaut vor, damit Sie mit den wichtigen Bestandteilen der Schönheitskapseln versorgt werden kann. Diese Stoffe werden direkt über den Blutkreislauf zur Gesichtshaut transportiert. Diese Wirkkraft von innen stärkt die Durchblutung der Hypophyse, der wichtigen Hirnanhangdrüse. Es ist empfehlenswert, diese Übung einmal pro Tag zu machen.

- **B. Wie muß die Übung ausgeführt werden?**

Legen Sie sich auf eine Decke auf dem Boden, und stützen Sie die ersten Male Ihre Beine an einer Wand ab. Wenn Sie sich an diese Position gewöhnt haben, heben Sie Ihre Beine in zwei Etappen, und zwar unter Zuhilfenahme der Hände – so wie Sie es auf den Zeichnungen sehen. Je öfter Sie diese Übung ausführen, desto leichter wird es Ihnen fallen, die Position auch ohne eine Stützung einzunehmen. Im ersten Schritt sollten Sie die Beine ganz gestreckt und über dem Kopf abgesenkt halten, bevor Sie sie in der zweiten Etappe gerade aufrichten. Es ist ratsam, am Anfang diese Position nicht länger als 30 Sekunden einzunehmen. Pro Tag läßt sich die Zeit um 10 Sekunden erhöhen, bis Sie soweit sind, daß Sie die Knie zwei bis vier Minuten halten können.

Die Schönheitsposition*****

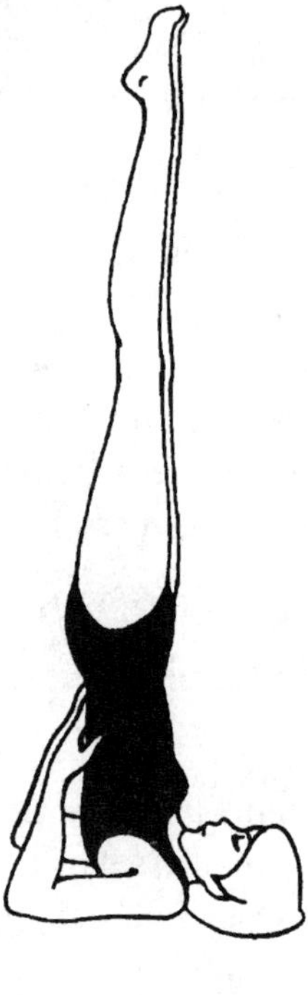

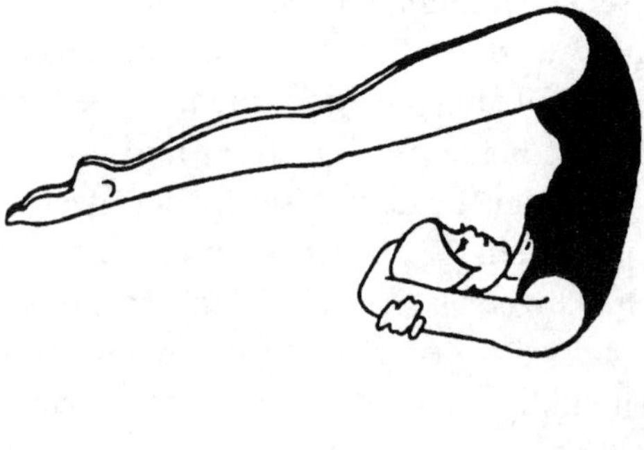

- **C. Was bringt diese Übung?**

Diese wichtige Übung verleiht Ihnen Schönheit, Jugend, Frische und schenkt auf Dauer außergewöhnliches Wohlbefinden. Ich empfehle Ihnen allerdings, Ihren Arzt um Rat zu fragen, bevor Sie mit dieser Übung beginnen.

Das Geheimnis ewiger Schönheit

Wachstumshormone – so behaupten die Wissenschaftler – unterstützen nicht nur das Wachstum bei Kindern, die ihre normale Größe nicht erreichen, sondern sie können zudem älteren Menschen Jugendlichkeit verleihen. Auch die Muskeln von Athleten lassen sich so stärken – was natürlich nicht erlaubt ist, jedenfalls, wenn es um den Profisport geht. Das alles hört sich sehr vielversprechend an. Eine Zeitlang jedenfalls meinte man, damit einen großen Schritt weiter in der Forschung zu sein.

Dr. Rudman vom Medical College of Wisconsin hat die Auswirkung von Wachstumshormonen an 42 Männern in fortgeschrittenem Alter untersucht: 21 von ihnen zeigten sehr positive Ergebnisse, ihre Muskulatur nahm durchschnittlich um 8,8 Prozent zu, ihre Fettpolster gingen um 14,4 Prozent zurück. Die Straffheit der Haut verbesserte sich um 7,1 Prozent. Die restlichen 21 Patienten mußten die Behandlung aufgrund von negativen Nebenwirkungen, wie Hautreizungen infolge von Allergien und nervösen Störungen, abbrechen. Bei manchen Personen riefen die Spritzen sogar Diabetes hervor.

Wie Sie unschwer feststellen werden, ist diese Therapie, die anfänglich als Wundermittel eingestuft wurde, nicht frei von Gefahren und zudem noch sehr teuer. Eine Behandlung mit Wachstumshormonspritzen über einen Zeitraum von sechs Monaten kostet mehr als 20 000 Mark. Die Wirkung der Spritzen hört sofort mit dem Ende der Behandlung auf, und die positiven Ergebnisse lösen sich rasch wieder in Wohlgefallen auf.

Doch es gibt auch eine natürliche Methode, die körpereigenen Hormone zu aktivieren – Gymnastik.

Die Schönheitsposition ermöglicht Ihnen eine dauerhafte Produktion körpereigener Wachstumshormone. Warum?

1. Diese gymnastische Stellung, die auch »Königin der Übungen« genannt wird, regt den Blutkreislauf im Bereich der Hypophyse an, der wichtigen Hirnanhangdrüse, die verantwortlich für die Produktion der körpereigenen Wachstumshormone ist.
2. Sie können diese Übung regelmäßig machen. Dies garantiert Ihnen die gleichbleibende Stimulierung der Produktion von Wachstumshormonen, egal wie alt Sie sind.
3. Die Übung verhilft Ihnen zu einer außergewöhnlich guten Form – ohne irgendeine Spritze.

Die Schönheitsposition ist also eine Schlüsselübung im Self-Lifting-Programm. Jünger wirken, besser aussehen – beides unterstützt sie.

Grad der Verbesserung in Prozent

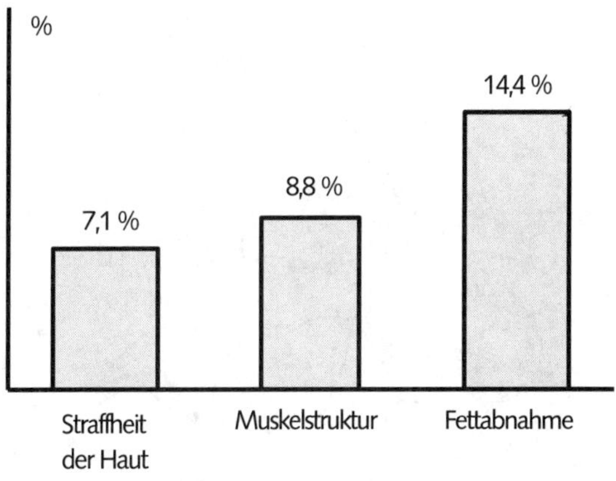

Die positiven Wirkungen bei einer gleichmäßig hohen Produktion körpereigener Wachstumshormone.

Die Self-Lifting-Massagen

Sie werden erleben, wie sich Ihr Hals und Ihr Gesicht verändern, wenn sie regelmäßig und ganz sanft von Ihren Fingern massiert werden. Die Massagen entspannen die Muskeln und ermöglichen eine ausgezeichnete Durchblutung von Gesicht und Hals. Ein Garant für gutes Aussehen.
Auf der Abbildung und den Fotos sehen Sie die Pfeile, die die verschiedenen Richtungen der Massagen anzeigen, die wir gemeinsam durchführen wollen.

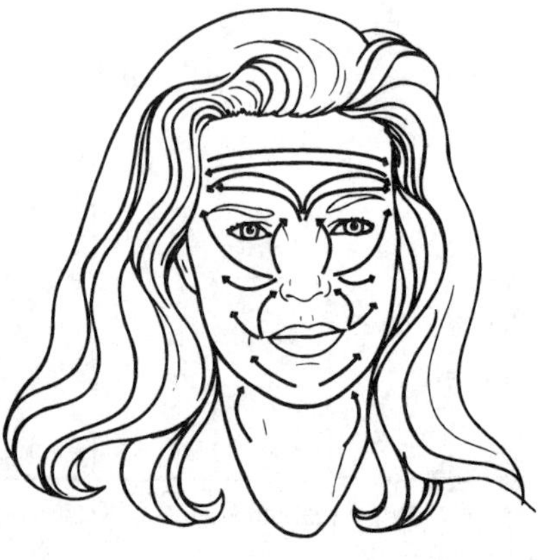

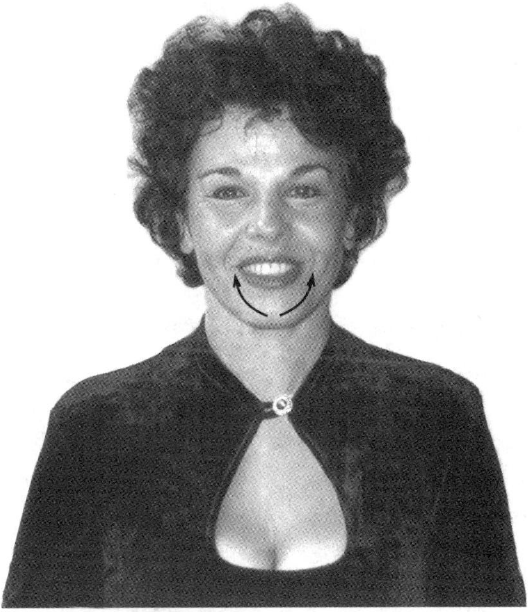

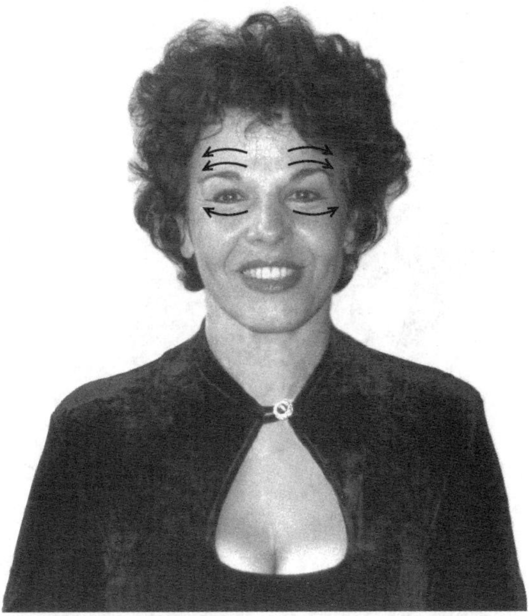

Die Massage der Halspartie****

- **A. Was ist Ziel dieser Massage?**

Beginnen wir mit dem Hals, denn ihn sollten wir niemals vergessen. Diese Massage mit vier Sternen ist speziell auf die Halspartie abgestimmt.

- **B. Wie muß die Massage durchgeführt werden?**

Zuerst massieren Sie zart in kreisenden Bewegungen, und zwar mit Ihrer rechten Hand, die linke Halspartie von unten nach oben. Dann massieren Sie mit Ihrer linken Hand auf die gleiche Weise die rechte Halspartie – so wie Sie es auf den Abbildungen sehen.

- **C. Was bringt diese Massage?**

Ihr Hals wird durch die sanfte Massage attraktiv wie zuvor.

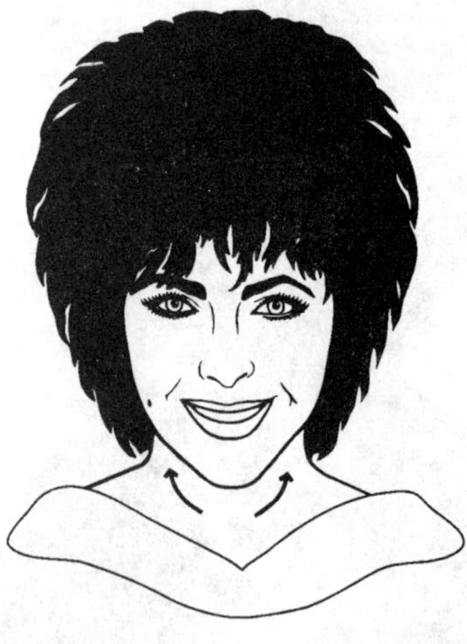

Die Massage der Halspartie****

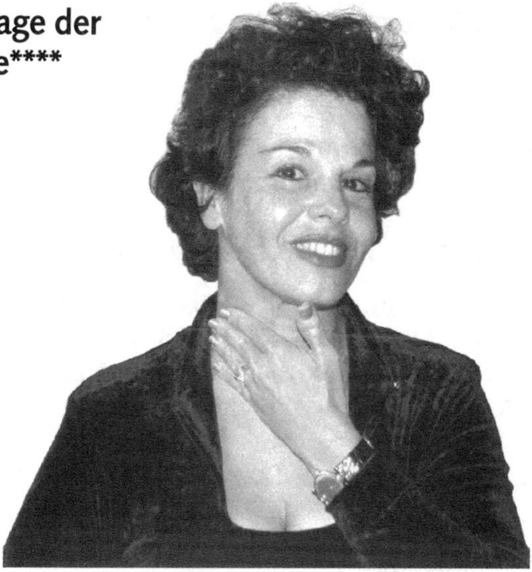

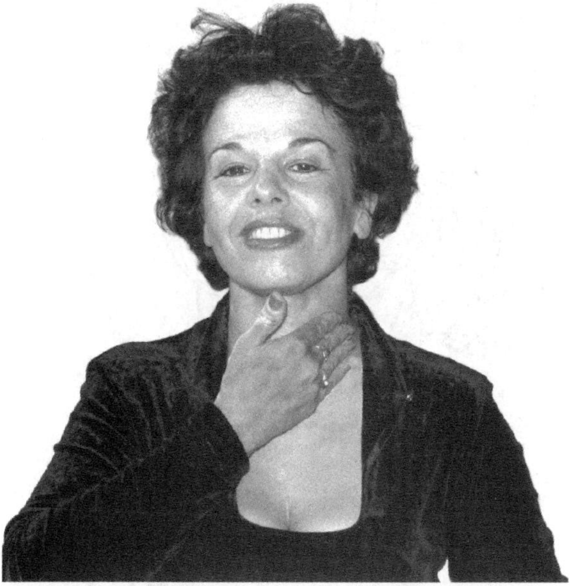

Die Massage vom Kinn zu den Lippen****

- **A. Was ist Ziel dieser Massage?**

Diese Massage mit vier Sternen wird die Konturen Ihres Kinns weich und harmonisch modellieren.

- **B. Wie muß die Massage durchgeführt werden?**

Legen Sie Ihre beiden Zeigefinger auf die Mitte des Kinns. Massieren Sie in Halbkreisen aufsteigend zu den Mundwinkeln, und beginnen Sie dann von vorn – so wie Sie es auf den Abbildungen sehen.

- **C. Was bringt diese Massage?**

Sie werden von dem Wohlgefühl, das Sie erfüllt, angenehm überrascht sein.

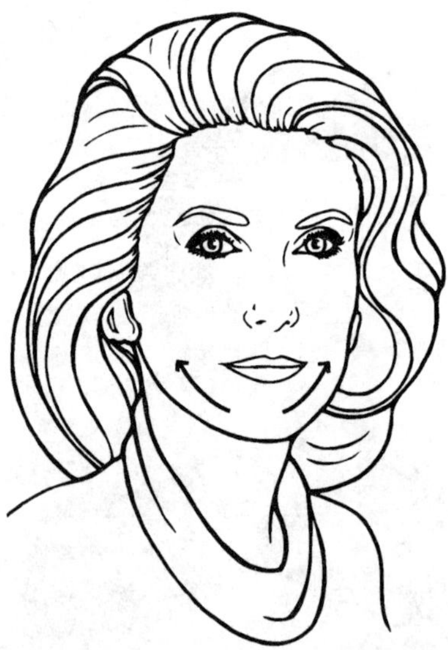

Die Massage vom Kinn zu den Lippen****

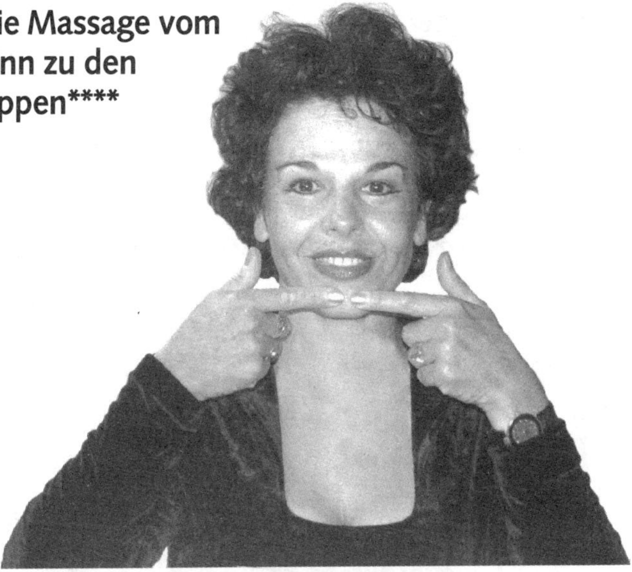

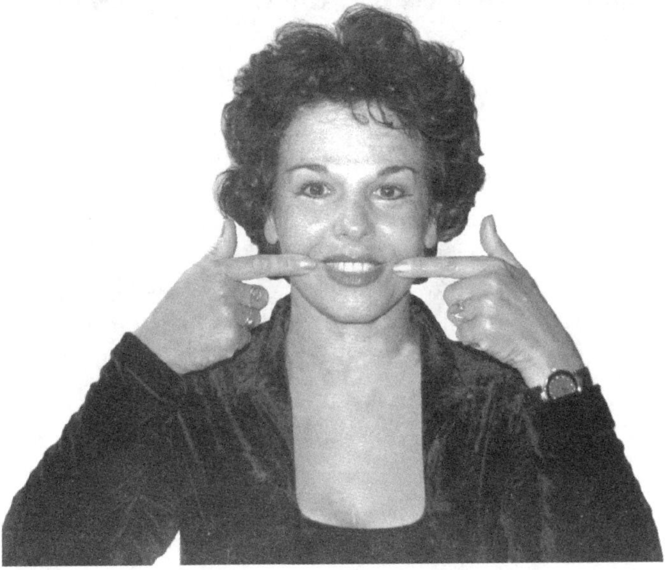

Die Massage der Wangen*****

- **A. Was ist Ziel dieser Massage?**

Diese Massage mit fünf Sternen macht Ihre Wangen schön weich und geschmeidig.

- **B. Wie muß die Massage durchgeführt werden?**

Massieren Sie Ihre Wangen ganz zart und in kleinen Kreisen, ausgehend von den Mundwinkeln und aufsteigend bis zu den Ohrläppchen, so wie Sie es auf den Abbildungen sehen.

- **C. Was bringt diese Massage?**

Was muß es für ein Vergnügen für die Wangen sein, Streicheleinheiten zu bekommen. Sie werden Ihr Gesicht bald wieder mögen, weil sich Ihre Wangen in bester Form zeigen.

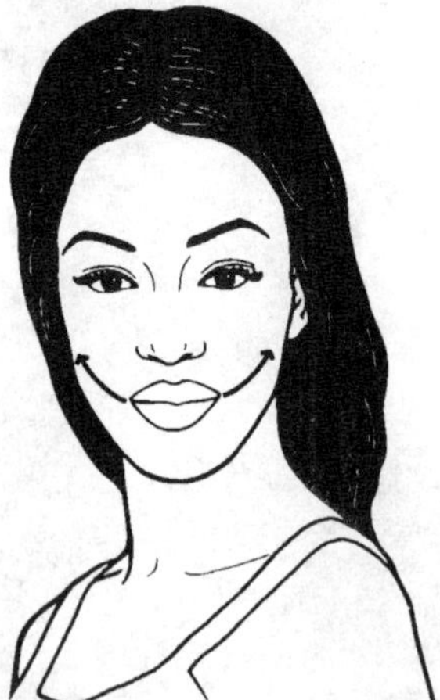

Die Massage der Wangen*****

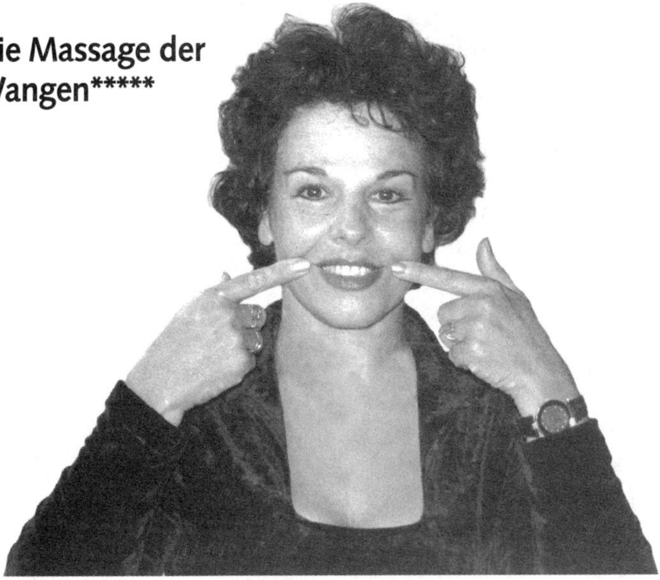

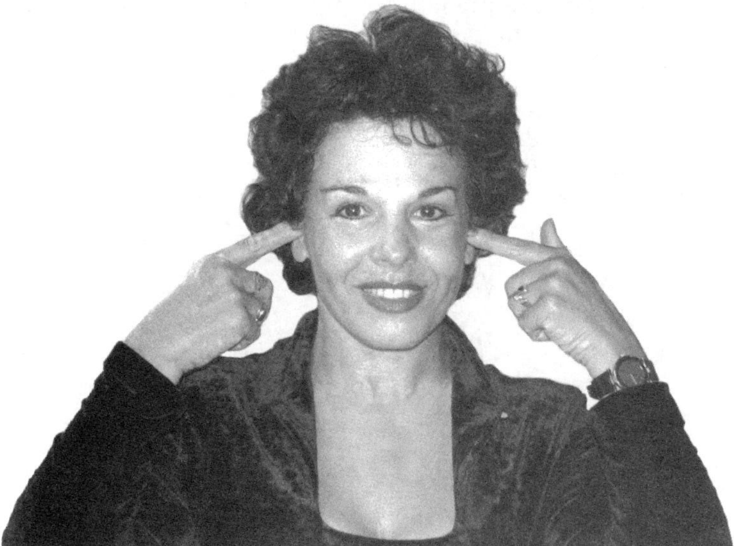

Die Massage von den Lippen bis zu den Augenbrauen****

- **A. Was ist Ziel dieser Massage?**

Diese Massage mit vier Sternen mildert die Nasolabialfalten, d.h. die Falten zwischen Nase und Lippe.

- **B. Wie muß die Massage durchgeführt werden?**

Beginnen Sie die sanfte Massage mit Ihren Zeigefingern an den Mundwinkeln, und gehen dann weiter über die Nasenflügel bis zu den Augenbrauen, so wie Sie es auf den Abbildungen sehen.

- **C. Was bringt diese Massage?**

Wenn Ihr Gesicht sprechen könnte, würde es Ihnen mit Freude mitteilen, wie sehr ihm Ihr Bemühen um seine Schönheit gefällt.

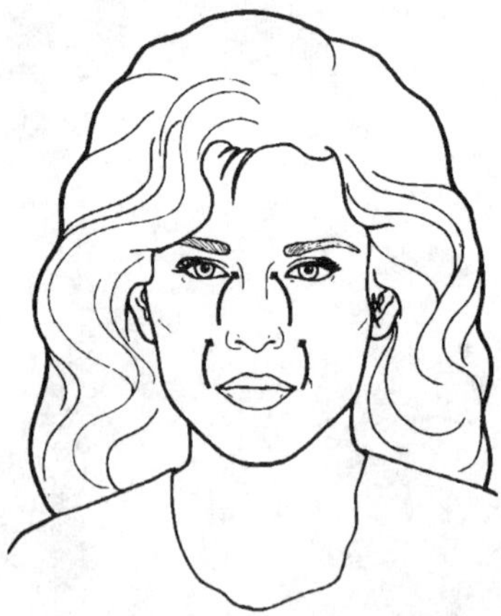

Die Massage von den Lippen bis zu den Augenbrauen****

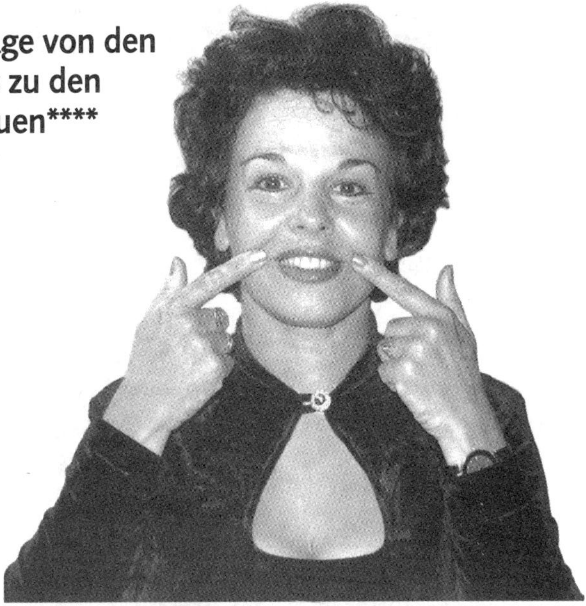

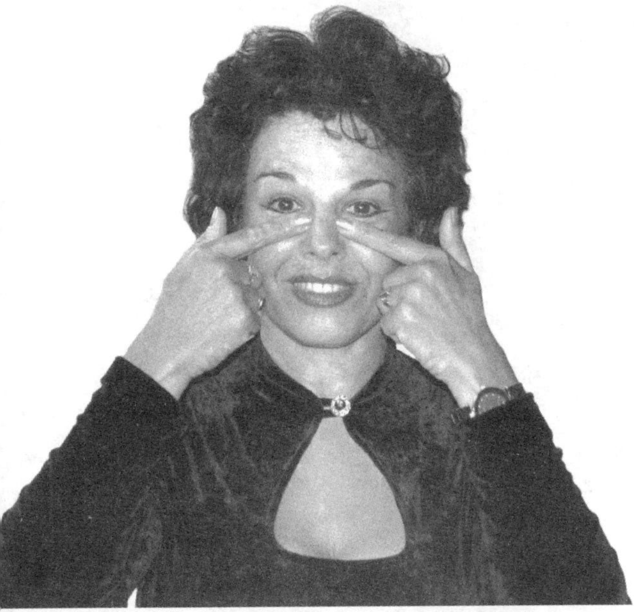

Die Massage von der Nase zu den Ohren****

- **A. Was ist Ziel dieser Massage?**

Die Massage mit vier Sternen entspannt die Muskeln Ihrer Wangenpartie.

- **B. Wie muß die Massage durchgeführt werden?**

Massieren Sie ganz sanft und in kleinen Kreisen. Beginnen Sie mit Ihren Fingern an den Nasenflügeln, und wandern Sie dann bis zu den Ohren, so wie Sie es auf den Abbildungen sehen.

- **C. Was bringt diese Massage?**

Eine solche Massage stellt eine Wohltat für Ihre Wangen dar, die vom Self-Lifting besonders profitieren: Sie werden formschön und straff.

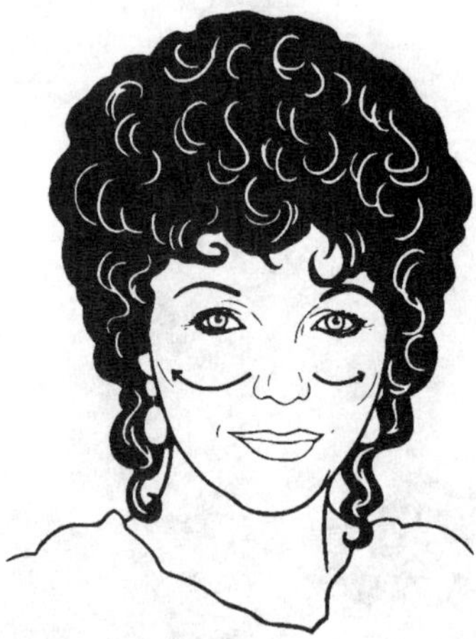

Die Massage von der Nase zu den Ohren****

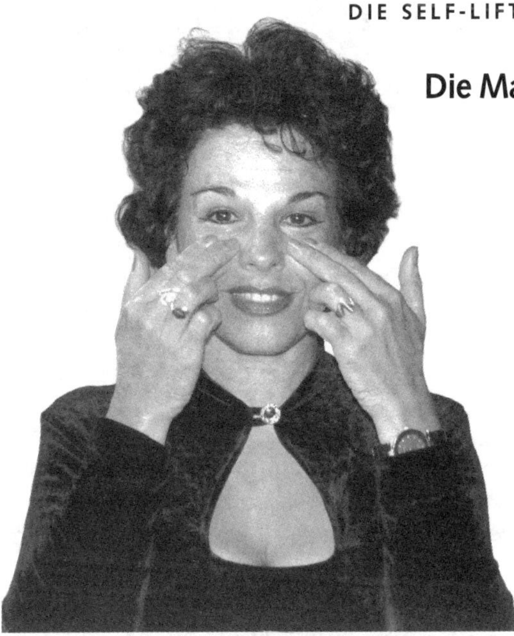

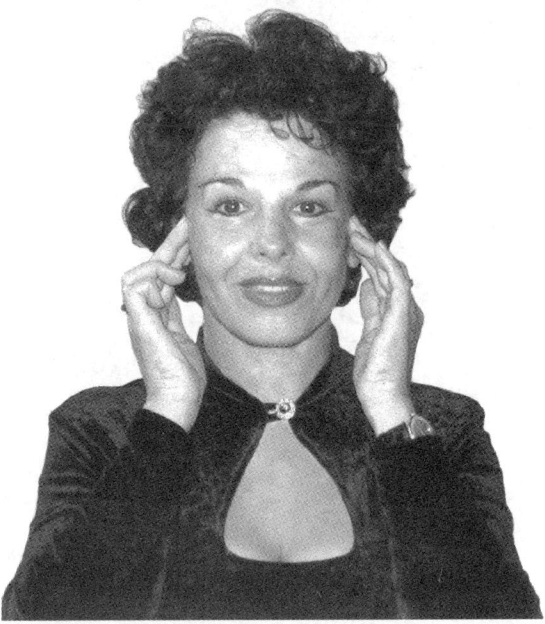

Die Massage zwischen den Augenbrauen*****

- **A. Was ist Ziel dieser Massage?**

Diese Massage mit fünf Sternen trägt dazu bei, die Falten, die bei der Mimik entstehen – und zwar die zwischen den Augenbrauen –, abzumildern. Eine solche Faltenbildung läßt sich bei ausdrucksstarker Mimik meist nicht vermeiden.

- **B. Wie muß die Massage durchgeführt werden?**

Mit Hilfe eines Fingers der rechten Hand massieren Sie in kleinen Kreisen von der Nasenwurzel aus bis an das Ende der rechten Augenbraue. Dann massieren Sie mit einem Finger der linken Hand, ebenfalls in kleinen Kreisen, von der Nasenwurzel aus bis an das Ende der linken Augenbraue – so wie Sie es auf den Abbildungen sehen.

- **C. Was bringt diese Massage?**

Nach dieser sanften, streichelnden Massage werden Sie Wohlbefinden und Entspannung spüren. Die Falten zwischen den Augenbrauen haben keine Chance mehr, sich zu verstärken. Im Gegenteil, sie werden sogar mit der Zeit schwächer werden und verschwinden.

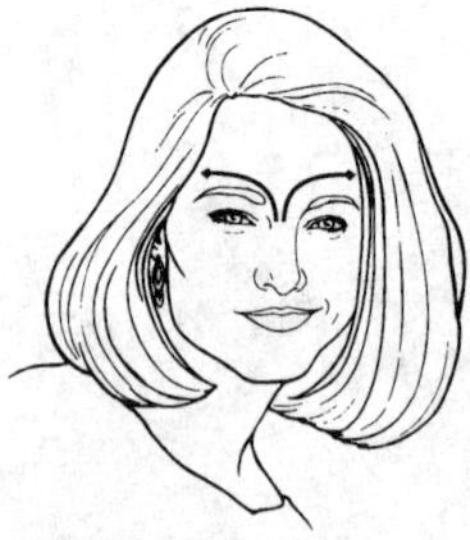

Die Massage zwischen den Augenbrauen*****

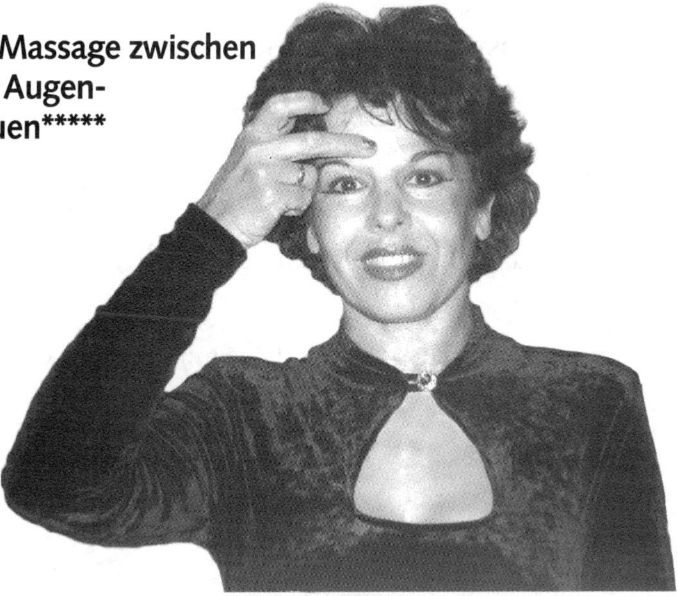

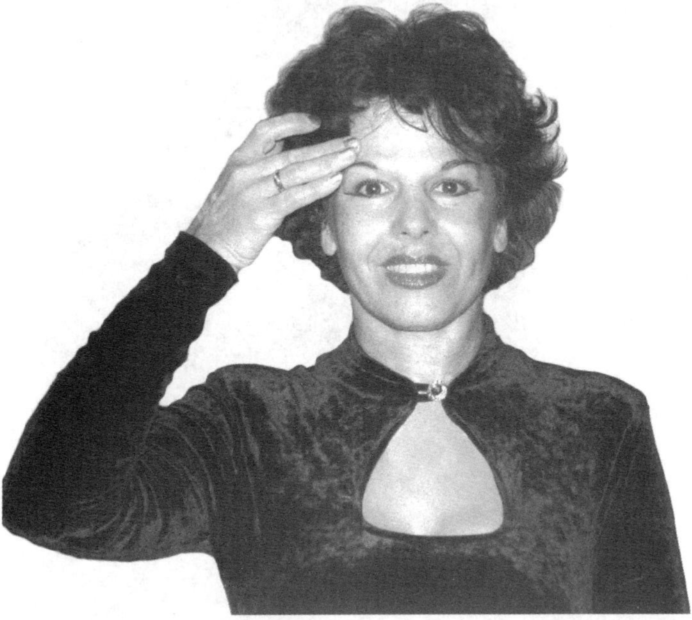

Die Massage von der Nase zu den Schläfen*****

- **A. Was ist Ziel dieser Massage?**

Diese Massage mit fünf Sternen verschönert das Aussehen Ihrer Wangen.

- **B. Wie muß die Massage durchgeführt werden?**

Mit Hilfe Ihrer Mittelfinger massieren Sie ganz sanft – ausgehend von den Nasenflügeln bis zu den Schläfen –, so wie Sie es auf den Abbildungen sehen.

- **C. Was bringt diese Massage?**

Ihre Wangen werden wieder so samtweich wie in Ihrer Jugendzeit.

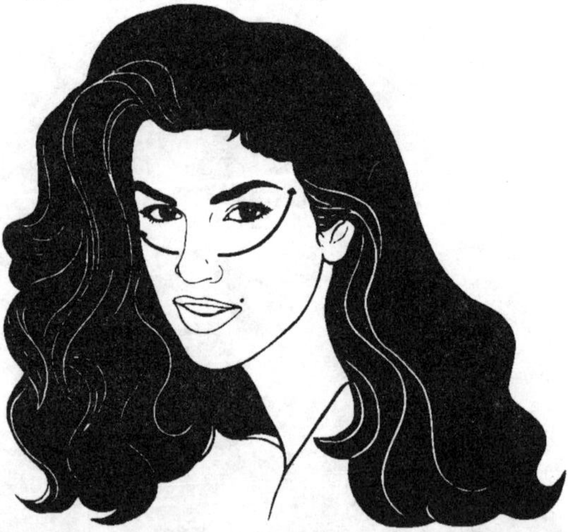

Die Massage von der Nase zu den Schläfen*****

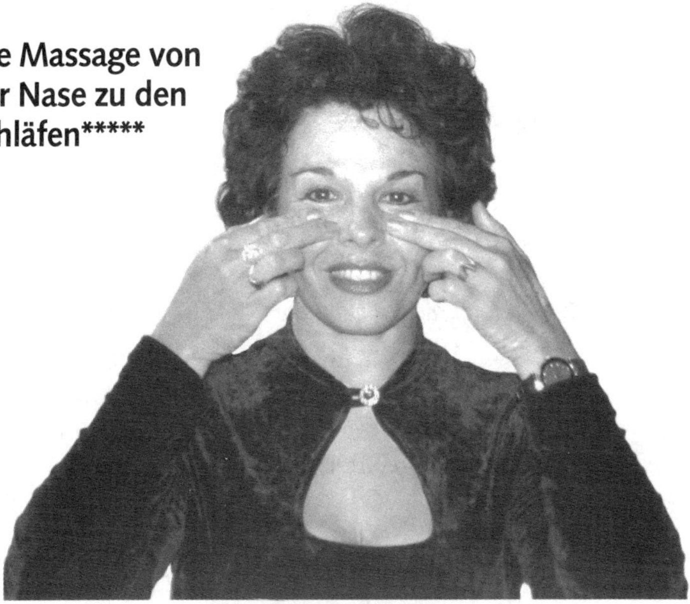

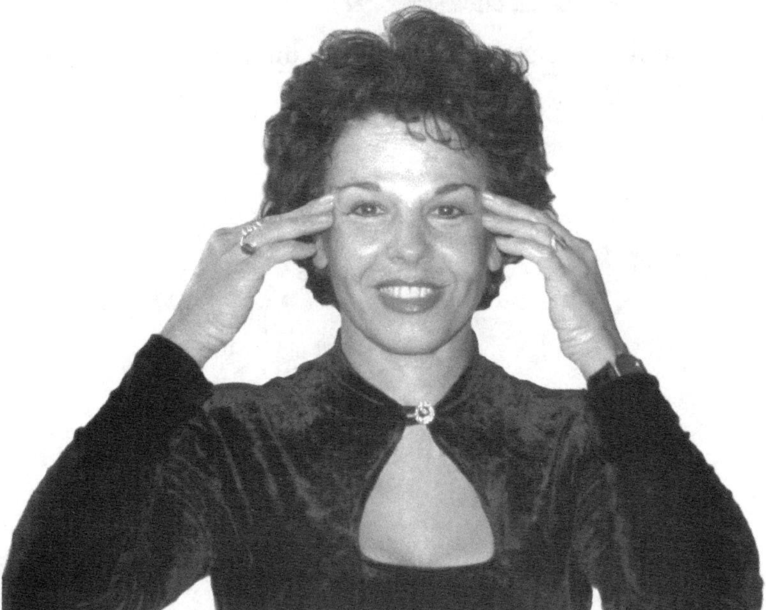

Die Massage der Stirn I*****

- **A. Was ist Ziel dieser Massage?**

Diese Massage mit fünf Sternen entspannt die Stirnpartie vollständig und trägt dazu bei, auch die durch Mimik entstandenen Falten abzumildern.

- **B. Wie muß die Massage durchgeführt werden?**

Legen Sie die Finger Ihrer linken Hand an Ihre linke Schläfe, und massieren sanft - mit Hilfe Ihrer rechten Hand - die Stirn von links nach rechts. Dann legen Sie die Finger Ihrer rechten Hand an Ihre rechte Schläfe und massieren wieder sanft - diesmal mit Hilfe Ihrer linken Hand - die Stirn von rechts nach links - so wie Sie es auf den Abbildungen sehen.

- **C. Was bringt diese Massage?**

Sie dürfen sich über eine glatte und straffe Stirnpartie freuen.

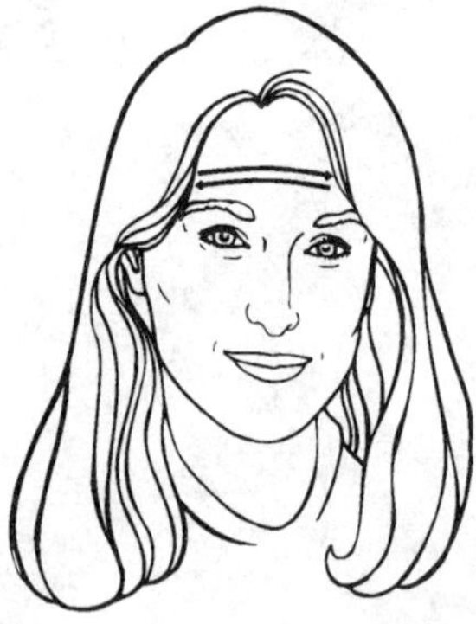

Die Massage der Stirn I*****

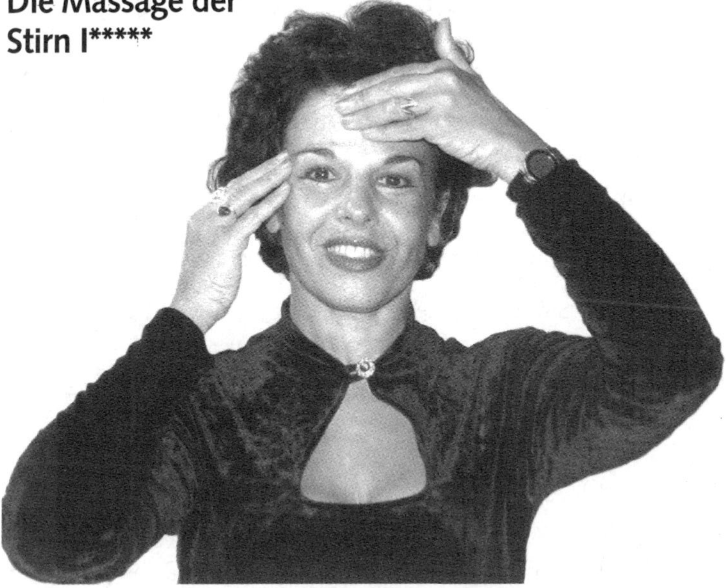

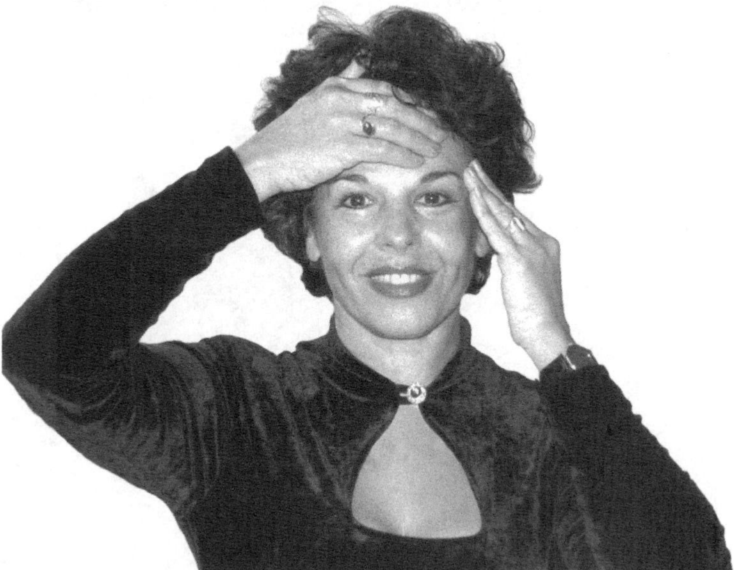

Die Massage der Stirn II****

- **A. Was ist Ziel dieser Massage?**

Diese Massage mit vier Sternen entspannt die Partie über den Augen und trägt dazu bei, die durch Mimik entstandenen Falten in diesem Bereich abzumildern.

- **B. Wie muß die Massage durchgeführt werden?**

Legen Sie beide Zeigefinger über die Innenseite der Brauen auf. Dann massieren Sie oberhalb der Brauen bis zu den Schläfen auf den Endpunkt der Nase zu, genau so, wie Sie es auf den Abbildungen sehen.

- **C. Was bringt diese Massage?**

Welch ein Stolz muß Sie erfüllen, wenn Sie förmlich zusehen können, wie Ihre Stirn von Tag zu Tag schöner wird.

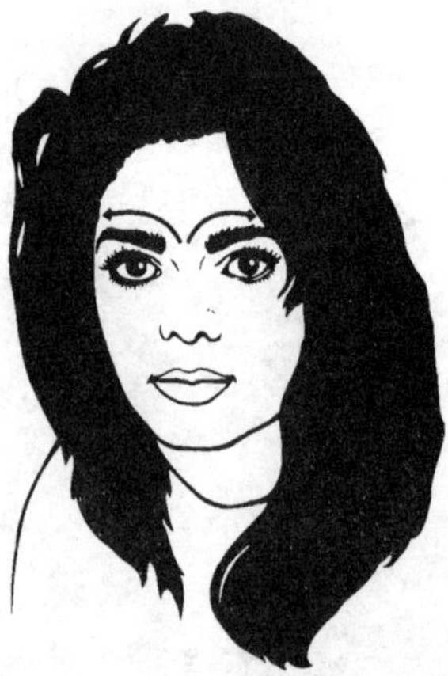

Die Massage der Stirn II****

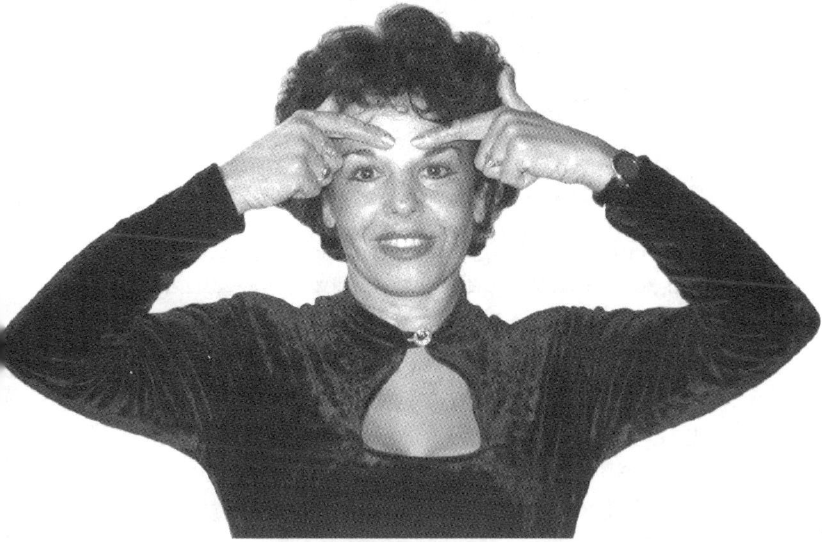

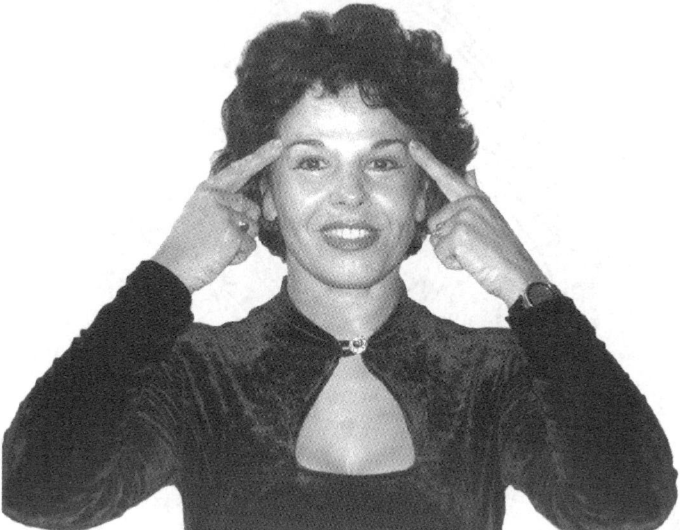

Die Massage der Stirn III****

- **A. Was ist Ziel dieser Massage?**

Diese Massage mit vier Sternen macht die Stirn schön glatt.

- **B. Wie muß die Massage durchgeführt werden?**

Mit Hilfe der Fingerspitzen – zu Beginn legen Sie sie auf der Stirnmitte auf – massieren Sie ganz zart bis zu den Schläfen, so wie Sie es auf den Abbildungen sehen.

- **C. Was bringt diese Massage?**

Ihre Stirn wird ganz zart und ist schön anzusehen.

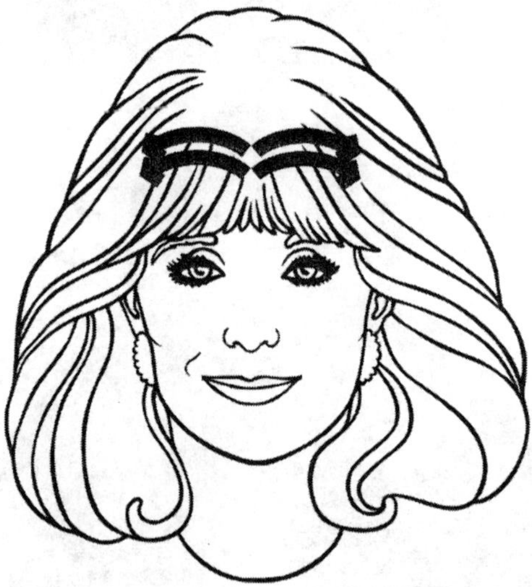

Die Massage der Stirn III****

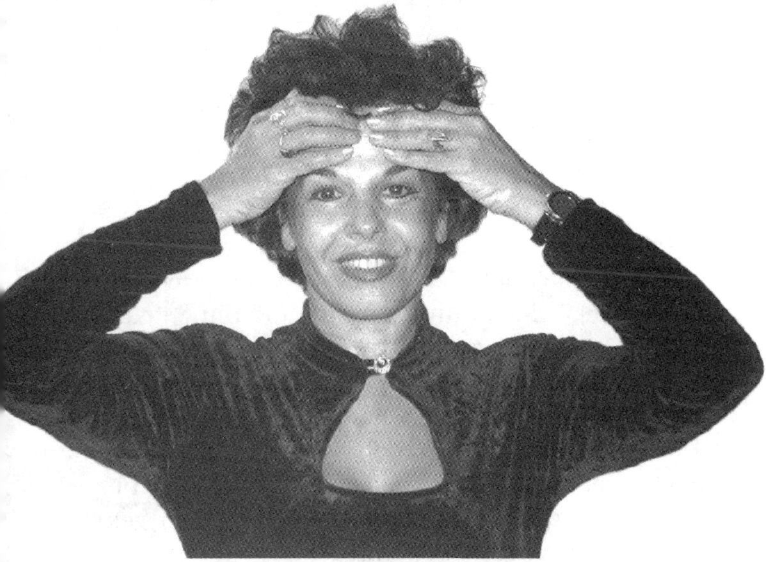

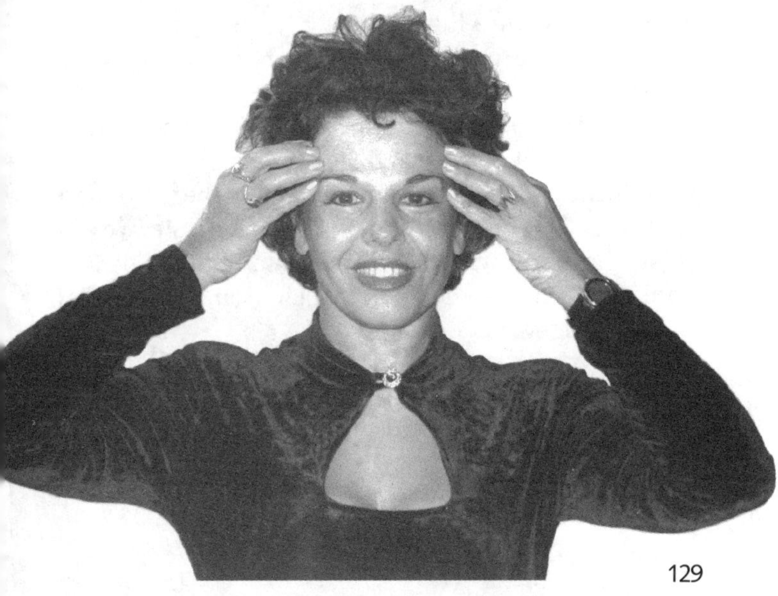

Dreißig Jahre später

Sie sehen mich auf dem unteren Foto der rechten Seite: ganz natürlich; ohne Make-up und ohne Retuschen wurde ich hier abgelichtet. Sie können sich meine Überraschung vorstellen, als ich mein Fotoalbum geöffnet habe und auf eine Aufnahme stieß, die im Jahr 1964 gemacht wurde (vgl. Foto rechts oben). Hier war der Beweis, er lag vor. Auf dem oberen Foto bin ich dreißig Jahre jünger. Die Mühen hatten sich gelohnt. Es gab kaum einen Unterschied zwischen den Fotos.

Versuchen auch Sie sich Ihre Freude vorzustellen, wenn Sie bald Ihre Jugendfotos mit denen vergleichen werden, die Sie nach Ihrer ersten Zehn-Wochen-Trainingsphase Self-Lifting aufgenommen haben! Sie werden die augenfällige Wirkung Ihrer eigenen Anstrengungen feststellen können. Sie werden nicht nur Ihr jugendliches Aussehen wiedererlangt haben, sondern auch vor Energie und Vitalität strotzen. Sie werden wieder verführerisch wirken und Komplimente bekommen. Die Fotos werden Ihnen beweisen, daß Self-Lifting Ihr Jungbrunnen ist.

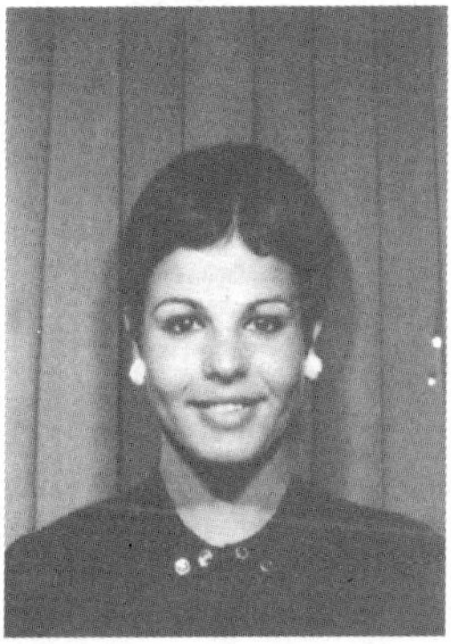

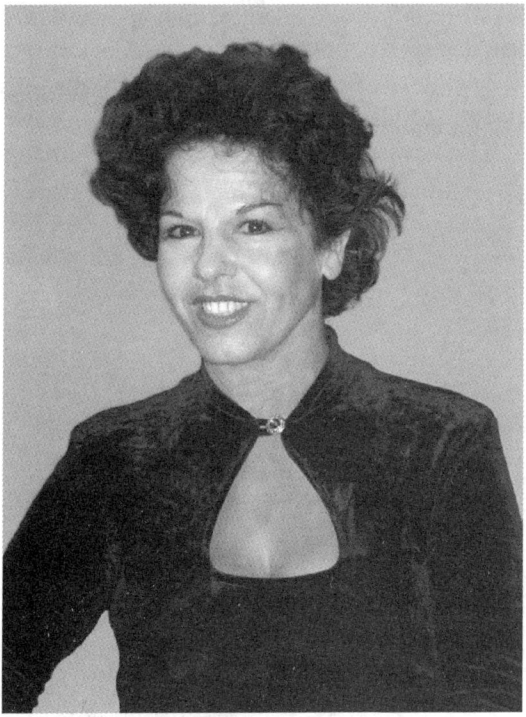

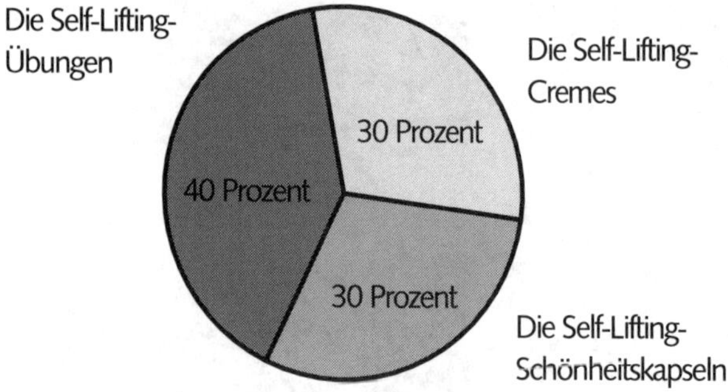

Die Prüfer der Zeitschrift TEST sind sich in der überzeugenden Wirkung mit uns einig. Die Stiftung Warentest bestätigt, daß sich die Übungen, wie sie bei der Self-Lifting-Methode vorgeschlagen werden, außerordentlich überzeugend auf die Gewebestruktur auswirken. Die Self-Lifting-Methode läßt uns jünger aussehen (vgl. Heft 6/94).

Self-Lifting: Es ist nie zu früh und nie zu spät

Ich habe mich natürlich sehr gefreut, als einige junge Mädchen, die gerade zwanzig Jahre alt waren, von mir wissen wollten, was ich denn gemacht habe, um so viel jünger auszusehen. Ich habe ihnen von meiner Methode erzählt, und seitdem machen sie selbst regelmäßig Self-Lifting. Manche von ihnen haben mir gestanden, daß dieses System der Schönheit ihnen enorm viel Selbstbewußtsein gibt, weil sie sich so nicht mehr vor dem Altern zu fürchten brauchen.

Sie haben recht, der Alterungsprozeß wird mit Self-Lifting wirksam aufgehalten. Self-Lifting hilft gerade jungen Menschen, ein straffes Gesicht und eine strahlend junge Haut zu bewahren. In der Langzeitwirkung ist es sehr bewährt.

Es gibt also überhaupt keinen Grund zur Resignation, wenn Sie schon lange nicht mehr zwanzig sind. Self-Lifting ist die probate Lösung für alle: Es macht Ihnen den Weg frei zu attraktivem Aussehen. Deswegen scheue ich mich nicht, es nochmals zu wiederholen, daß es nie zu früh und vor allem nie zu spät ist, um mit Self-Lifting zu beginnen.

Grad der Verjüngung

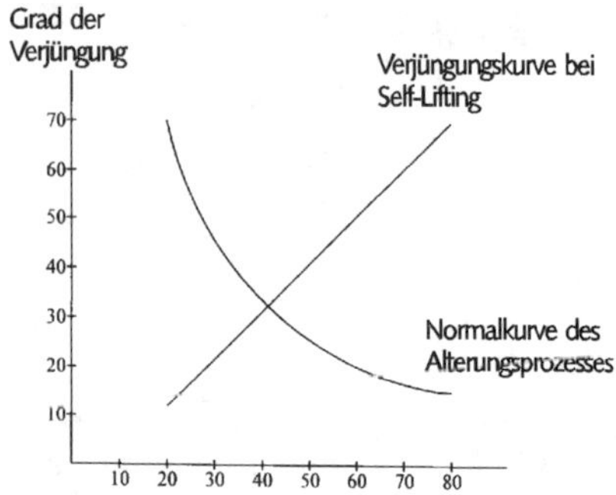

Wie konnte ich all die Jahre das Geheimnis einer Frau, die noch im Alter von siebzig Jahren die Haut eines jungen Mädchens hatte, vergessen. Jetzt sehe ich sie wieder deutlich vor mir. Sie hieß Scheherazade und stammte aus Ägypten. Ich erinnere mich sehr gut daran, wie sie hinter ihrem Schleier ein Gesicht versteckte, auf das viele Frauen sicherlich neidisch sein würden.

Zum ersten Mal begegnete ich ihr vor Weihnachten bei meiner Großmutter. Sie half ihr dabei, Schränke und Lüster zu reinigen. Ich hatte sie sofort gern. Einen Tag vor meiner Abreise aus Algerien vertraute sie mir sichtlich bewegt ihr Geheimnis an, das Geheimnis ihrer jugendlichen Haut: »Wenn Du meine Ratschläge befolgst, wird deine Haut immer schön bleiben.«

Die Jahre vergingen, meine Familie und meine Arbeit waren nun mein Leben. Und dreißig Jahre später zeigten sich, ach, die Spuren meines hektischen Lebens ohne Erbarmen: eine schlaffe Haut, die ihre ganze Elastizität verloren hatte, und Tränensäcke unter den Augen. Kurzum, ich hatte den Wettlauf gegen die Zeit verloren. Ich geriet in Panik und suchte nach einer Lö-

sung. Keine Creme konnte mir zufriedenstellende Ergebnisse bieten. Ich war deprimiert. War ich wirklich dazu verdammt, mich dieser Realität zu beugen?
Als ich begann, die Self-Lifting-Übungen zusammenzustellen, erinnerte ich mich plötzlich der Worte Scheherazades wieder; ich sah sie vor mir mit ihrer glatten, straffen Haut, so, als hätten wir uns gestern erst getroffen. Ich nannte ihr Geheimnis »Geheimnis des Orients« und entschied mich, meine Cremes nach diesem Schönheitsgeheimnis des Orients selbst herzustellen. Mittlerweile sind die Weisheiten dieser alten Frau durch die Ergebnisse wissenschaftlicher Forschung bestätigt worden: Meine Self-Lifting-Cremes passen sich automatisch den Bedürfnissen der verschiedenen Hauttypen an. Sie geben der Haut nachts ihre ganze Elastizität zurück. Wenn Ihre Haut trocken ist, wird sie wieder zart und prall voller Feuchtigkeit. Wenn Sie fettige Haut haben, wird sich die Sekretion der Talgdrüsen normalisieren. Dank der genialen Rezeptur versorgen Mikrotransporter der Self-Lifting-Cremes die Haut kontinuierlich mit den notwendigen Nährstoffen. Der Prozeß der Hautabschuppung stimuliert die Haut und glättet die Fältchen. Die toten Zellen werden abgestoßen. Unter Ihrer Haut von heute versteckt sich also die Traumhaut von morgen. Sie müssen sie nur freilegen.

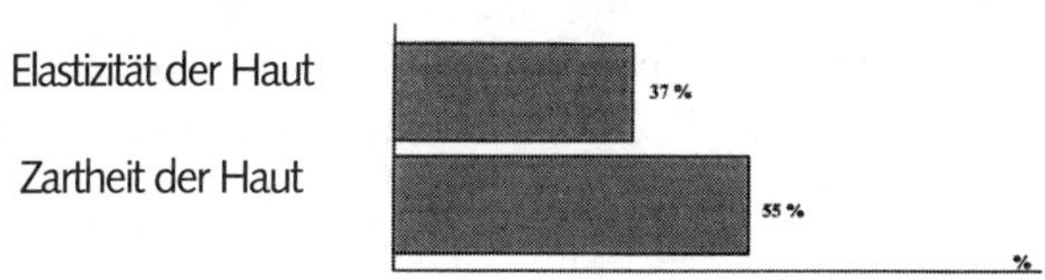

Die Self-Lifting-Kosmetika

1. Die Schönheitskapseln

Im Zuge meiner Arbeit für das Fernsehen hatte ich Gelegenheit, an wertvolle Informationen über die Experimente des amerikanischen Professors Dr. Linus Pauling zu kommen.

Die Experimente von Professor Pauling zeigen ganz klar und deutlich, daß Schönheit auch von innen kommt. Die Epidermis wird durch Nährstoffe versorgt, die über das Blut dorthin gelangen. Ich nehme darum jeden Morgen zum Frühstück eine Self-Lifting-Schönheitskapsel ein. Ich habe sie selbst entwickelt, und sie enthält alle wichtigen Ingredienzen für eine gute Versorgung der Haut. Ich rate, die Kapsel auf jeden Fall morgens einzunehmen. Man profitiert auf diese Weise während des ganzen Tages von ihrer schönheitsaufbauenden Wirkung. Die »Schönheitsposition«, die ich im Rahmen der Self-Lifting-Übungen vorgestellt habe, trägt außerdem dazu bei, die Versorgung Ihrer Haut zu verbessern und die Produktion von Wachstumshormonen zu steigern. Und damit haben wir alle wesentlichen Faktoren beisammen, die den Alterungsprozeß aufhalten können.

2. Das Tonikum

Der menschliche Organismus besteht zu 60 Prozent aus Wasser. Daraus ergibt sich, daß auch die Haut zum größten Teil Wasser enthält. Quellwasser aus dem Schwarzwald wie aus den Vogesen weist nicht nur ein harmonisches Gleichgewicht an Mineralien, sondern auch an Spurenelementen auf. Auf dem langen Weg durch die geologischen Gesteinsschichten reichert sich das Wasser mit den Elementen Kalzium, Magnesium, Kalium und Schwefel an. Elemente, die die Vitalität, die Zellerneuerung und die Feuchtigkeitsversorgung der Haut anregen. Nur die Natur ist in der Lage, eine solch harmonische und perfekte Mineralisierung für die Haut zur Verfügung zu stellen. Ein solches Quellwasser ist deswegen ideal für die Zubereitung eines Tonikums. Und natürlich nutzen wir diese Tatsache.

Wie Sie in der Grafik (s. S. 138) sehen, erhöht ein Tonikum, das auf Quellenwasserbasis hergestellt wurde, die Fähigkeit der Haut zur Zellerneuerung der Epidermis um 46 Prozent, und zwar im Vergleich zu einem Tonikum, das nur demineralisiertes Wasser enthält. Die spezielle Zubereitung des Tonikums sorgt dafür, daß alle lebenswichtigen Elemente zur Verfügung gestellt werden, damit sich Ihre Hautzellen gegen freie Radikale, die für das Altern der Haut verantwortlich sind, verteidigen können.

Das Self-Lifting-System stellt alles zur Verfügung, was Sie brauchen, um den Herausforderungen der Zeit zu begegnen: Sie werden jeden Tag jünger und jeden Tag schöner.

Die Regeneration der Hautzellen

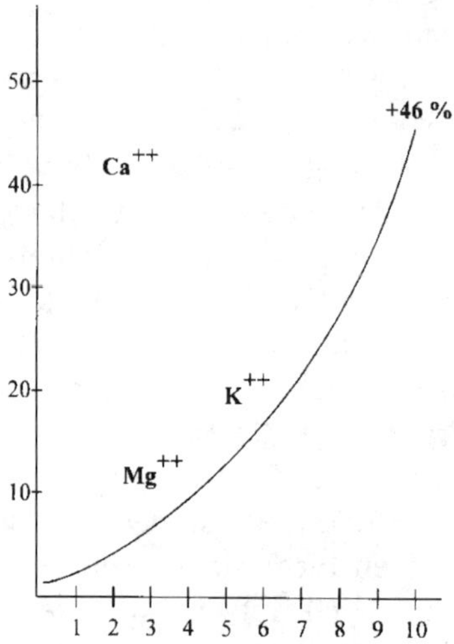

Ca = Kalzium
K = Kalium
Mg = Magnesium

Weitere Informationen über:
Camille Volaire
Bodelschwinghstraße 12/2
72250 Freudenstadt

ECON RATGEBER

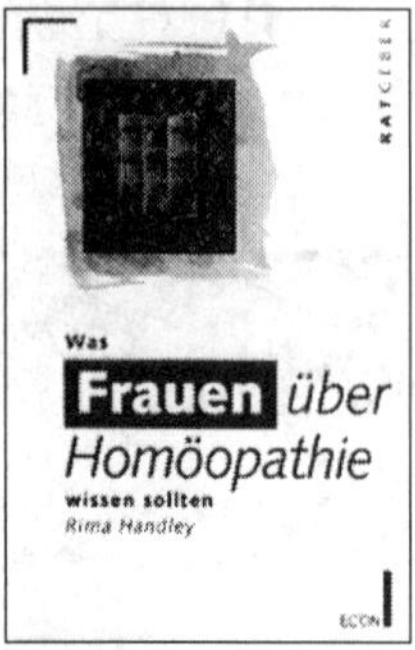

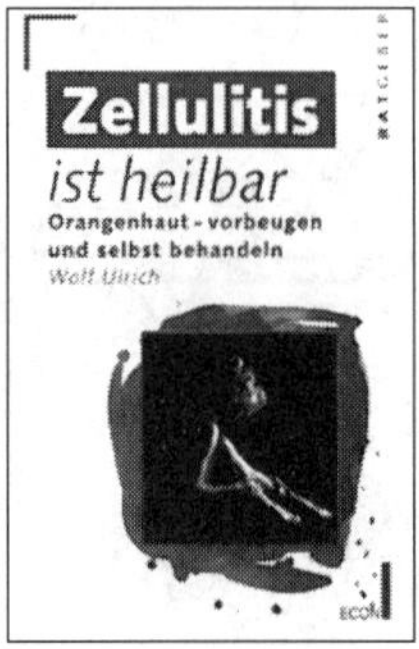

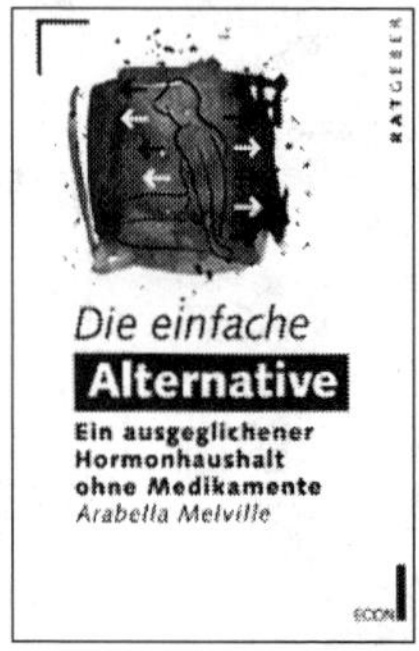

Rima Handley
Was Frauen über Homöopathie wissen sollten
TB 20492-0

Viele Frauen entdecken heute die Homöopathie als ideale Heil- und Therapiekunst. Nahezu ohne Nebenwirkungen können mit Hilfe der Homöopathie gerade Frauenleiden wie Menstruationsbeschwerden, Probleme in der Schwangerschaft und die Menopause sanft behandelt werden. Das Buch bietet Behandlungshinweise sowie Heilinformationen zu Kinderkrankheiten und ein homöopathisches Erste-Hilfe-Programm.

Wolf Ulrich
Zellulitis ist heilbar
Orangenhaut – vorbeugen und selbst behandeln
TB 20541-2

Unter Zellulitis leiden vor allem Frauen. Durch gesunde Lebensführung, richtige Ernährung, Sport, Gymnastik, Massage und viel Geduld ist Zellulitis heilbar. Der Autor entwickelt eine 10-Wochen-Kur, die zur Selbstbehandlung geeignet ist.

Arabella Melville
Die einfache Alternative
Ein ausgeglichener Hormonhaushalt ohne Medikamente
TB 20491-2

In jedem Alter können Hormone im Körper einer Frau ein Chaos verursachen: Stimmungsschwankungen, Periodenschmerzen, Freßsucht und Hitzewallungen. Dieses Buch erklärt, wie sie sich mit Hilfe der richtigen Mineralien, Vitamine und Fette, aber auch mit entsprechenden Entspannungsübungen und natürlichen Therapieformen von allen hormonabhängigen Problemen befreien können.

R 008

ECON TASCHENBÜCHER ECON

ECON RATGEBER

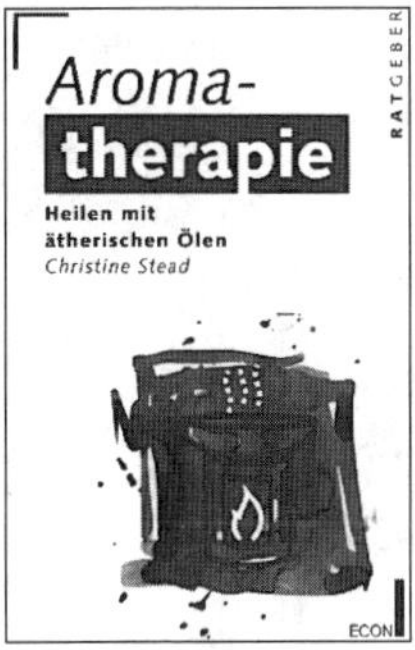

Christine Stead
Aromatherapie
Heilen mit ätherischen Ölen
TB 20340-1

Die Aromatherapie ist eine Heilkunst, die ätherische Öle von verschiedenen Pflanzen einsetzt, um die Gesundheit des Körpers und der Seele zu fördern. Die Autorin erläutert die Eigenschaften und Einsatzmöglichkeiten von ätherischen Ölen, gibt Ratschläge für Massagen und schlägt verschiedene Ölmischungen für häufig vorkommende Beschwerden vor.

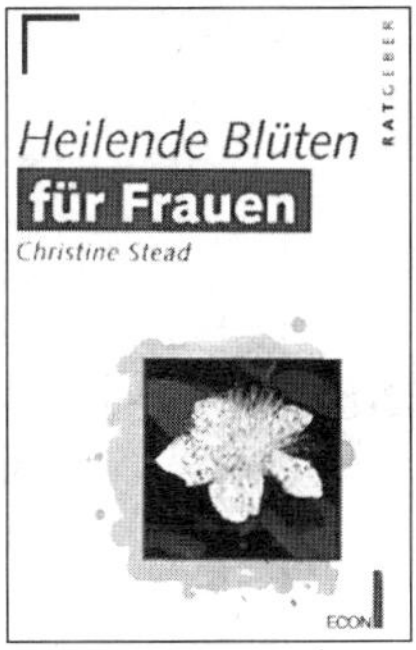

Christine Stead
Heilende Blüten für Frauen
TB 20521-8

Natürlich ist die Blütentherapie nicht nur für Frauen geeignet. Doch in diesem Buch geht es ausschließlich um Krankheiten und die Bedürfnisse von Frauen. So erläutert Christine Stead ausführlich den Gebrauch der Blütenessenzen bei Menstruationsbeschwerden, in der Schwangerschaft, in den Wechseljahren, aber auch bei typisch weiblichen Alltagsbeschwerden.

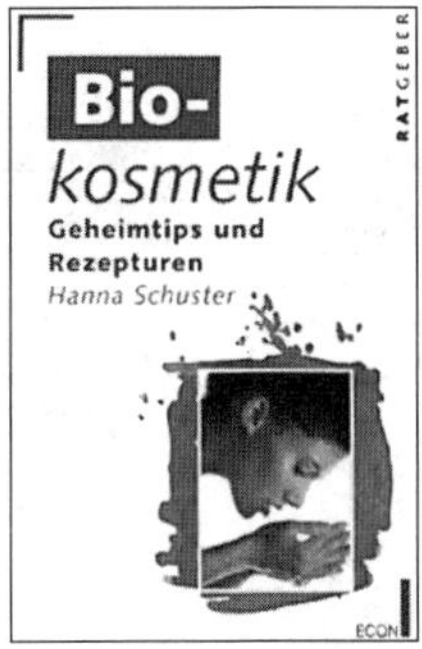

Hanna Schuster
Biokosmetik
Geheimtips und Rezepturen
TB 20498-X

Seit über 40 Jahren sammelt Hanna Schuster Erfahrungen im Bereich Naturkosmetik – selbst Filmstars und Prominente wie Jil Sander schwören auf ihre Produkte. In diesem Buch bietet die Autorin einen kompletten Leifaden zur kosmetischen Selbstbehandlung – hochwertige Cremes und Lotionen können nach Rezept problemlos hergestellt werden.

R 004

ECON TASCHENBÜCHER

ECON